EINFÜHRUNG IN DIE
PRÄ- UND POSTOPERATIVE WASSER- UND ELEKTROLYTTHERAPIE

VON

DR. MED. R. DOHRMANN
OBERARZT DER CHIR. KLINIK DER FREIEN UNIVERSITÄT BERLIN
IM STÄDTISCHEN KRANKENHAUS WESTEND

MIT 33 ABBILDUNGEN

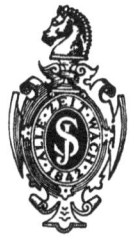

SPRINGER-VERLAG
BERLIN · GÖTTINGEN · HEIDELBERG
1959

ISBN-13: 978-3-540-02375-3   e-ISBN-13: 978-3-642-49191-7
DOI: 10.1007/978-3-642-49191-7

Alle Rechte, insbesondere das der Übersetzung in fremde Sprachen, vorbehalten

Ohne ausdrückliche Genehmigung des Verlages ist es auch nicht gestattet, dieses Buch oder Teile daraus auf photomechanischem Wege (Photokopie, Mikrokopie) zu vervielfältigen

© by Springer-Verlag oHG. Berlin · Göttingen · Heidelberg 1959

Softcover reprint of the hardcover 1st edition 1959

Die Wiedergabe von Gebrauchsnamen, Handelsnamen, Warenbezeichnungen usw. in diesem Werk berechtigt auch ohne besondere Kennzeichnung nicht zu der Annahme, daß solche Namen im Sinn der Warenzeichen- und Markenschutz-Gesetzgebung als frei zu betrachten wären und daher von jedermann benutzt werden dürfen

Vorwort

Wir wissen heute, daß chirurgische Eingriffe nicht nur die Funktion des operierten Organsystems zeitweilig beeinflussen, sondern darüber hinaus auch auf generelle Stoffwechselvorgänge und somit auch auf den Elektrolyt- und Wasserhaushalt einwirken. Dies gilt besonders, seitdem durch moderne Operations- und Narkoseverfahren, durch Erweiterung der Operationsindikationen auf extreme Altersgruppen und durch häufige In- und Transfusionen die Anpassungsfähigkeit der Stoffwechselregulationen der Patienten oft bis zur Dekompensation belastet wird. Es hat sich gezeigt, daß die Erkennung und Therapie der hieraus resultierenden Bilanzstörungen für den postoperativen Verlauf von entscheidender Bedeutung ist. Andererseits müssen auch vielfach bereits präoperativ bestehende Wasser- und Elektrolytdefizite, die durch fehlende Zufuhr oder pathologische Verluste entstanden sind, ausgeglichen werden. Für den Chirurgen sind deshalb zur Durchführung einer erfolgreichen Vor- und Nachbehandlung Kenntnisse der Physiologie und Pathologie der Körperflüssigkeiten erforderlich. Neuere Untersuchungen auf dem Gebiet des Elektrolyt- und Wasserhaushaltes, die durch die Einführung der Flammenphotometrie und die Anwendung radioaktiver Isotope ermöglicht wurden, haben weitgehende Einblicke in den Ablauf dieser Stoffwechselvorgänge ergeben. Es soll aber darauf hingewiesen werden, daß die Resultate der Laboratoriums-Untersuchungen nur dann eine sinnvolle Grundlage der Therapie bilden können, wenn gleichzeitig die Ergebnisse der klinischen Untersuchung und Beobachtung zu der fortlaufenden Kontrolle herangezogen werden.

Die folgenden Ausführungen sollen einen Einblick in die Möglichkeiten der speziellen Erkennung von Störungen im Mineral- und Wasserhaushalt des chirurgischen Patienten sowie eine Anleitung für die praktische Durchführung einer kontrollierten prä- und postoperativen Infusionsbehandlung vermitteln. Die Anregung und Förderung dieser Monographie verdanke ich meinem Chef, Herrn Prof. LINDER, an dessen Klinik bereits seit 1951/52 bilanzmäßige Erfassungen der operationsbedingten Elektrolytstoffwechselstörungen durchgeführt wurden. Diese ersten Untersuchungen erfolgten in Zusammenarbeit mit dem Direktor des Physiologisch-Chemischen Institutes der Freien Universität, Herrn Prof. SCHÜTTE. Ihm gilt für die Einführung in die Methodik und wertvolle Ratschläge besonderer Dank. Zahlreiche weitere Beobachtungen und Kontrollen der benutzten Infusionslösungen durch Markierung mit radioaktivem Natrium und Kalium waren nur mit der stets freundlichen Unterstützung von Herrn Dr. OEFF (Isotopen-Laboratorium der Med. Univ.-Klinik) möglich. Für wichtige Hinweise bin ich weiterhin Herrn Prof. HERKEN, Direktor des Pharmakologischen Institutes der Freien Universität Berlin, und seinem Assistenten, Herrn Dr. SENFT, zu Dank verpflichtet.

Berlin-Charlottenburg, März 1959 R. DOHRMANN

Inhaltsverzeichnis

Physiologie

  a) Verteilung und Zusammensetzung der Körperflüssigkeit 1
     Bestimmung des Volumens der einzelnen Flüssigkeitsräume. — Das gesamte Körperwasser. — Das Volumen der extracellulären Flüssigkeit. — Das Plasmavolumen. — Das Gesamt-Erythrocyten-Volumen.

  b) Wasser- und Elektrolytbilanz 7
     Natrium. — Kalium. — Chlor. — Bicarbonat.

  c) Wasserstoff-Ionen-Konzentration 11

  d) Regulation der Mineral- und Wasserausscheidung 13

Einfluß der Operation auf den Wasser- und Elektrolythaushalt

  a) Bei normalem Operationsverlauf 17

  b) Bei prä- und postoperativen Komplikationen 20
     Dehydratation. — Wasserintoxikation. — Natrium- und Chlordefizit. — Akute Salzintoxikation. — Hypokaliämie. — Hyperkaliämie. — Respiratorische Acidose. — Respiratorische Alkalose. — Metabolische Acidose. — Metabolische Alkalose.

Therapie

  a) Infusionstechnik 27
     Subcutane Infusionen. — Intravenöse Infusionen. — Rectale Infusion.

  b) Wasser- und Elektrolytlösungen 29
     Parenterale Flüssigkeits- und Elektrolytersatztherapie. — Behandlung einer metabolischen Alkalose oder Acidose. — Therapie intracellulärer Elektrolytdefizite.

  c) Berechnung des Wasser- und Elektrolytbedarfes 35
     Ausgleich des Chlordefizites. — Natriumdefizit. — Kaliumdefizit. — Therapieplan.

  d) Behandlung bei Sonderfällen 40
     Oligurie — Anurie. — Intravasale Hämolyse. — Natriumdefizit. — Chlordefizit. — Acidose — Alkalose. — Kaliumintoxikation.

Wasser- und Elektrolytbilanz bei extremen Altersgruppen

  a) Im Kindesalter 46
     1. Deckung des normalen Bedarfes. — 2. Ausgleich eines präoperativen Mangels. — 3. Substitution bei postoperativen Verlusten.

  b) Bei Greisen 49

Literatur 51

Physiologie

a) Verteilung und Zusammensetzung der Körperflüssigkeit

Bei den höher entwickelten Organismen sind alle Lebensabläufe an das interne wäßrige Milieu gebunden, dessen chemische und physikalische Eigenschaften mit höchster Präzision konstant gehalten werden. CLAUDE BERNARD prägte 1859 den Begriff des «milieu intérieur», das die Organe, die Gewebe und ihre Elemente umgibt. Heute verstehen wir hierunter die extracelluläre Flüssigkeit, in der sich die cellulären Bestandteile des Körpers befinden und ihre Funktion ausüben. Sie stellt das verbindende Medium zu den Organen — Lungen, Nieren, Haut und Magen-Darm-Kanal — her, die den Austausch mit der Umwelt — dem «milieu extérieur» — besorgen.

Aus funktionellen Gründen ist es üblich, von einem sog. *extracellulären Flüssigkeitsraum* und einem *intracellulären Flüssigkeitsraum* zu sprechen. Auf diese beiden Abschnitte verteilt sich das Gesamtkörperwasser, dessen Volumen beim erwachsenen Mann etwa 60% (50—73%), bei der Frau 54% (44—65%) des Körpergewichtes ausmacht. Hiervon befinden sich $^2/_3$ intracellulär und $^1/_3$ extracellulär. Der extracelluläre Raum wiederum wird im Verhältnis 3:1 in die interstitiell und intravasal gelegene Flüssigkeit unterteilt (Abb. 1). Dieses Schema

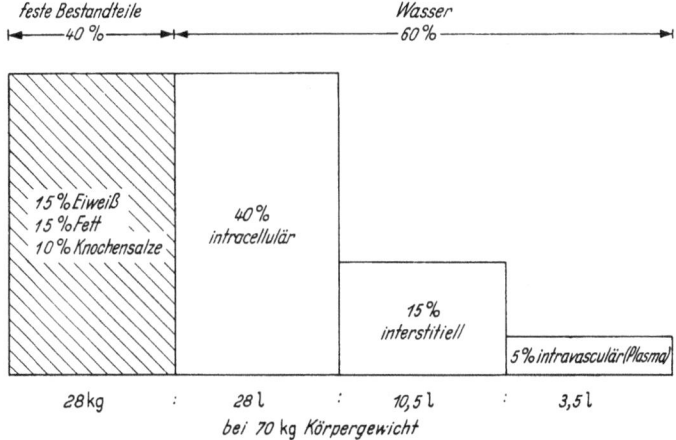

Abb. 1. Verteilung der festen und flüssigen Bestandteile bei einer 70 kg schweren Person

gilt aber nur für den gesunden Erwachsenen. Bei Kindern liegt der Gesamtwassergehalt mit 70—85% des Körpergewichtes wesentlich höher und betrifft hier besonders den interstitiellen Raum. Im hohen Alter kommt es zu einer Abnahme des intracellulären Wasserbestandes, während der extracelluläre relativ erhöht ist.

Die prozentuale Wassermenge des Organismus ist von seinem Fettgehalt abhängig. Fett ist im Vergleich zur Muskulatur wasserarm. Es enthält nur etwa 10% Wasser. Bei einer Berechnung des Gesamtwassers aus dem Körpergewicht muß dies beachtet werden.

Beispiel

A: Ein 70 kg schwerer muskelkräftiger Mann hat einen Wasserbestand von 42 l (28 l intracellulär, 14 l extracellulär). Von den „festen Bestandteilen" sind dabei 10 kg Fett — etwa 15% des Körpergewichtes — mit einem Wassergehalt von 10% = 1 l.

B: Bei einer Gewichtssteigerung auf 90 kg *durch Ansatz von 20 kg Fett* nimmt der Wassergehalt nur um 2 l zu. Insgesamt also 44 l = 49% des Körpergewichtes.

C: Würde man bei den unter B vorliegenden Verhältnissen den Wasserbestand wie allgemein üblich aus 60% des Körpergewichtes errechnen = 54 l, ergibt dies eine *Differenz von 10 l!*

Die Bestimmung des Volumens der einzelnen Flüssigkeitsräume erfolgt nach dem Prinzip der Verdünnungsanalyse.

Gibt man eine bekannte Menge einer geeigneten Substanz in die zu untersuchende Flüssigkeit, läßt sich nach gleichmäßiger Verteilung aus der Konzentration das Volumen errechnen:

$$V_2 = \frac{C_1 \times V_1}{C_2}.$$

Dabei sind C_1 Konzentration und V_1 Volumen der gelösten Substanz vor der Verdünnung, C_2 und V_2 die entsprechenden Größen nach gleichmäßiger Verteilung.

Das gesamte Körperwasser des Menschen kann auf diese Art mittels Antipyrin oder Verwendung von Deuterium bestimmt werden.

Das Volumen der extracellulären Flüssigkeit läßt sich nur mit Substanzen ermitteln, die sich ausschließlich und gleichmäßig in diesem Raum verteilen. Von den benutzten Stoffen Chlorid, Bromid, Rhodanid, Inulin, Rohrzucker, Mannit, Thiosulfat, Thiocyanat und Na^{24} erfüllt aber keiner vollkommen diese Bedingungen. Die Werte schwanken je nach Untersuchungsmethode zwischen 16 und 24% des Körpergewichtes.

Das Plasmavolumen wird allgemein mit Evans-Blue (T 1824) bestimmt, obwohl die dabei nachgewiesene Plasmamenge — 4 bis 5% des Körpergewichtes — etwas größer als in Wirklichkeit ist. Bessere Ergebnisse erhält man bei Verwendung von Humanalbumin, das mit J^{131} markiert ist (Beispiel Abb. 2).

Das Gesamt-Erythrocyten-Volumen, 3% des Körpergewichtes, kann durch radioaktiv markierte Erythrocyten ermittelt werden.

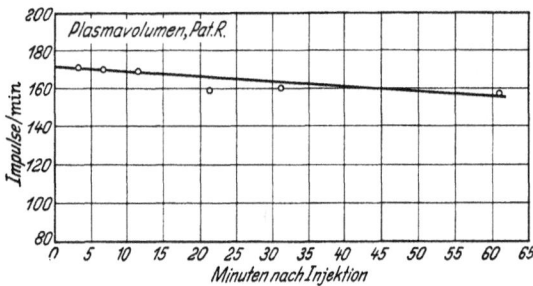

Abb. 2. *Plasmavolumenbestimmung mit J^{131}-Albumin.* Patient R., 48 kg, Hämatokrit 50 1. i.v. Injektion von 4 cm³ J^{131}-Human-Albumin. In der injizierten Dosis 344000 Impulse pro min = 100%. 2. Blutabnahmen nach 3, 7, 12, 22, 32 und 62 min. In 1 cm³ Plasma dieser Blutproben 171 Impulse pro min (s. Kurve). 3. *Berechnung:* 171 Imp. in 1 cm³, 171000 Imp. in 1000 cm³, 171000:1000 = 344000:x, $x = 2,01$. *Plasmavolumen = 2,010 l*

Intra- und extracellulärer Flüssigkeitsraum unterscheiden sich nicht nur in ihrer Größe, sondern auch in ihrer chemischen Zusammensetzung. Die extracelluläre Flüssigkeit bildet eine funktionelle Einheit. Intravasal und interstitiell sind die gleichen Elektrolyte vorhanden. Der Unterschied liegt im höheren Proteingehalt des Plasmas (Abb. 3).

Unter Elektrolyten versteht man Lösungen von Salzen, Säuren oder Basen, die gegenüber reinem Wasser eine erhöhte elektrische Leitfähigkeit aufweisen. Meist werden diese Substanzen selbst schon als Elektrolyte bezeichnet, obwohl in Wirklichkeit dies nur für ihre wäßrige Lösung zutrifft, in der sie in positiv und negativ geladene Ionen dissoziieren. Die „Elektroneutralität" des Plasmas besteht bei einem Verhältnis von 155 meq Kationen zu 155 meq Anionen (Abb. 4).

Die Differenzierung in Kationen und Anionen ist auch für die Elektrolyttherapie am Krankenbett von Bedeutung, da z. B. Kochsalz (NaCl) nicht als molekulare Verbindung, sondern als Na^+ und Cl^- reagiert und daher in Abhängigkeit von der Anwesenheit anderer positiv und negativ geladener Ionen zur Aufrechterhaltung des Gleichgewichtes jeder einzelne Teil isoliert seine Konzentration ändern kann.

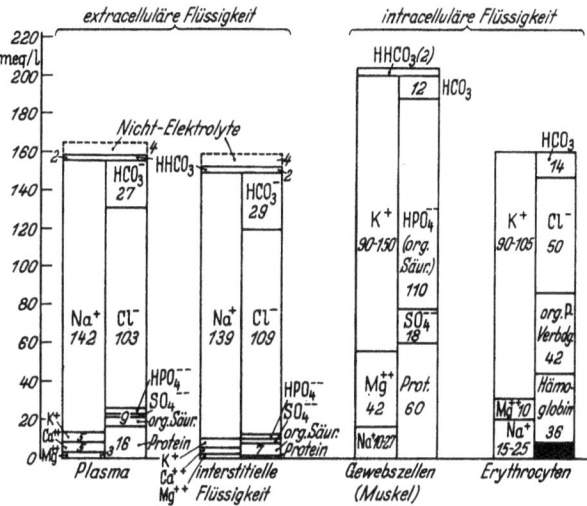

Abb. 3. Durchschnittliche Zusammensetzung der intra- und extracellulären Flüssigkeit

Natrium und Kalium, die beiden Nachbarelemente der ersten Gruppe des Periodischen Systems, sind die wichtigsten Kationen der Körperflüssigkeiten. Bei weitgehend übereinstimmenden chemischen Eigenschaften sind sie teilweise biologische Antagonisten. Ihre Verteilung auf die einzelnen Organe zeigt die Tab. 1.

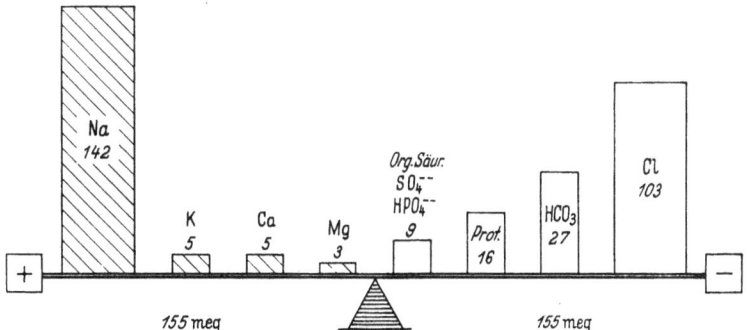

Abb. 4. Kationen-Anionen-Gleichgewicht des Plasmas

Kalium ist das überwiegende Ion der Zelle. Natrium herrscht dagegen im extracellulären Raum vor. Der Mechanismus, durch welchen der große Konzentrationsunterschied zwischen intracellulärem und extracellulärem Natrium und Kalium aufrechterhalten wird, ist noch nicht restlos geklärt. Nach der Hypothese von DEANE kann Natrium in die Zelle diffundieren. Der extracellulär-intracelluläre Gradient wird nur durch einen aktiven energieverbrauchenden Transport

Tabelle 1. *Natrium- und Kaliumgehalt der einzelnen Körperbestandteile*
(in Anlehnung an MUDGE)

	Gewicht kg	Kaliumgehalt			Na-Gehalt		
		meq	meq/1000	g	meq	meq/1000	g
Gesamtkörper	70,0	3800	54,3	etwa 150	5100	72,8	117,3
Skeletmuskel	30,0	2730	91,0	106,74	810	27,0	18,6
Haut	18,0	360	20,0	14,08	1600	88,8	36,8
Erythrocyten	2,4	252	105,0	9,95	36	15,0	0,8
Knochen	12,0	218	18,1	8,52	1600	133,4	36,8
Hirn	1,9	150	79,0	5,87	133	70,0	3,1
Leber	1,8	135	75,0	5,28	74	41,1	1,7
Herz	0,3	24	80,0	0,94	11	36,7	0,2
Nieren	0,3	18	60,0	0,70	22	73,3	0,5
Plasma	2,6	12	4,5	0,47	363	140,0	8,3

nach außen (Natrium-Pumpe) ermöglicht. Nach CONVEY wird durch eine „Redox-Pumpe", die von der Wirkung intracellulärer Enzyme abhängig sein soll, Natrium durch die Zellmembran transportiert. Es wurde nachgewiesen, daß sich der intracelluläre Natriumgehalt umgekehrt proportional zur Wasserstoff-Ionen-Konzentration der extracellulären Flüssigkeit verhält und somit Verschiebungen des Blut-p_H den Natrium-Kalium-Konzentrationsgradienten an der Zellmembran beeinflussen.

Einen Fortschritt für das Verständnis dieser Vorgänge brachte die Einführung der chemischen Maßeinheit „Milliäquivalent" (meq, mäq oder mval) als gemeinsames Grundmaß anstelle der Konzentrationsangabe in Gewichtseinheiten (g, mg).

Ein „Grammäquivalent" ist die Menge eines Elementes oder einer Verbindung gleichen Bindungs- oder Reaktionsvermögens bezogen auf 1 g (Grammatomgewicht) Wasserstoff-Ionen (6,023 $\times$ 10^{23} Valenzen). Zum Beispiel: 35 g Cl treten in Reaktion mit 1 g H-Ionen oder 23 g Na-Ionen. 23 g Na und 35 g Cl sind also äquivalente Mengen. Das Äquivalentgewicht entspricht bei einwertigen Elementen dem jeweiligen Atomgewicht. Bei mehrwertigen Elementen oder Verbindungen muß das Atom- bzw. Molekulargewicht durch die Wertigkeit geteilt werden.

1 Milliäquivalent ist $^1/_{1000}$ des Äquivalentgewichtes oder

$$\text{meq} = \frac{\text{Atomgewicht in mg}}{\text{Valenz}}$$

Mit Hilfe einer einfachen Formel lassen sich in mg-% bestimmte Werte in meq/l umrechnen:

$$\frac{\text{mg-}\% \times 10 \times \text{Wertigkeit}}{\text{Atomgewicht}} = \text{meq/l}$$

Zum Beispiel:

1. Bei einem festgestellten Serumkaliumwert von 18 mg-%

$$\frac{18 \times 10 \times 1}{39} = 4,6 \text{ meq/l}$$

2. Bei einem Calciumwert von 10 mg-%

$$\frac{10 \times 10 \times 2}{40} = 5 \text{ meq/l}$$

Aus der Abb. 5a sind die so ermittelten Umrechnungsfaktoren und die Normalbereiche im Serum des Erwachsenen zu entnehmen. Die Abb. 5b dient zur Umrechnung von Gramm in Milliäquivalent und umgekehrt.

Die Vorteile des Gebrauches von meq als Maßeinheit zeigt z. B. eine Untersuchung pathologischer Elektrolytverluste aus einer Gallenfistel (Abb. 6). Unter

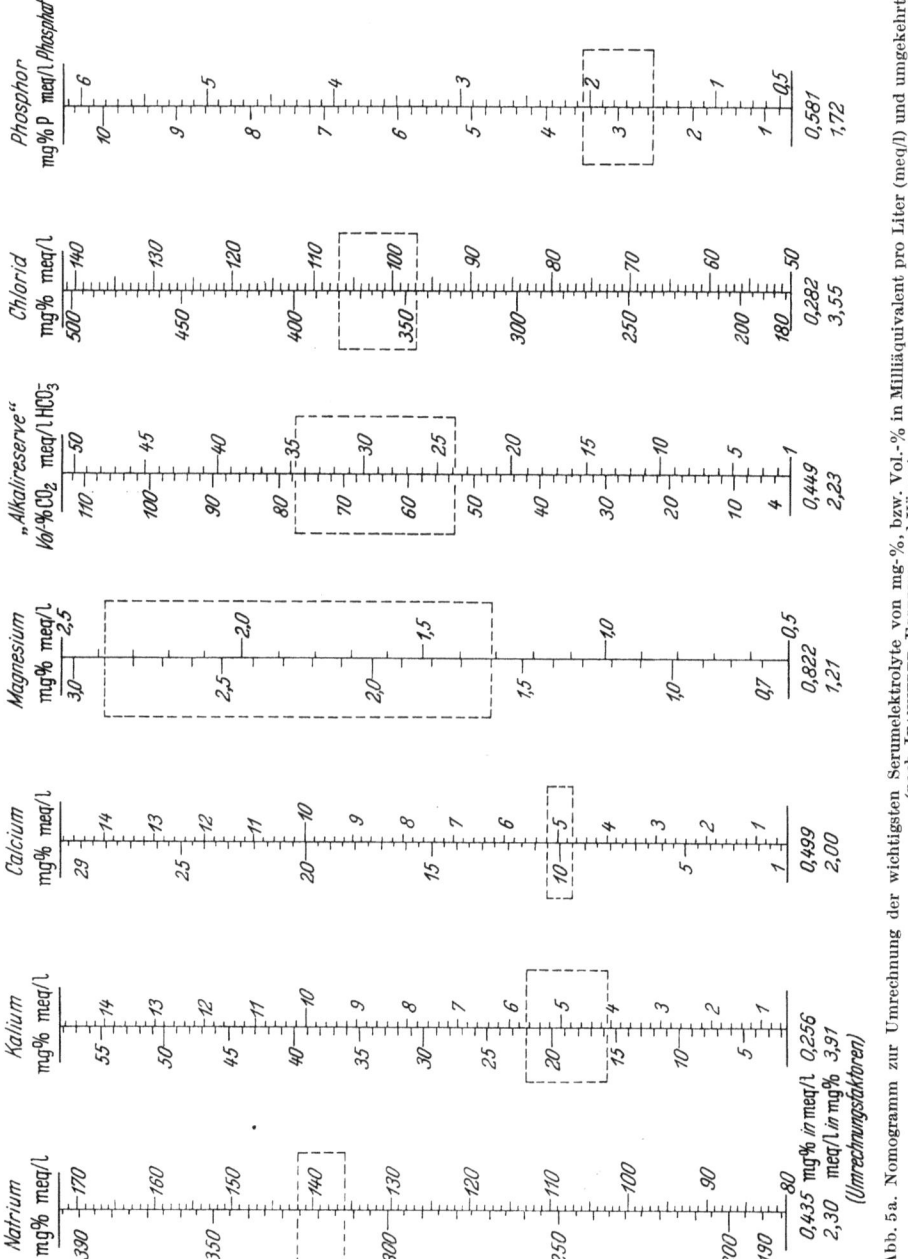

Abb. 5a. Nomogramm zur Umrechnung der wichtigsten Serumelektrolyte von mg-% bzw. Vol.-% in Milliäquivalent pro Liter (meq/l) und umgekehrt (nach JEANNERET, ESSELIER und VÖLLM)

Berücksichtigung der in mg-% gefundenen Werte entsteht der Eindruck, daß mehr Chlor- als Natrium-Ionen mit dem Sekret ausgeschieden werden. Dagegen wird nach Umrechnung in meq/l deutlich, daß wesentlich mehr Natrium- als Chlor-Ionen verlorengehen.

Physiologie

Die Körperflüssigkeiten sämtlicher Abteilungen befinden sich normalerweise in einem ständigen Zustand des Austausches. Die Energien hierfür liefert der intermediäre Stoffwechsel. Die in den einzelnen Abschnitten herrschenden Faktoren,

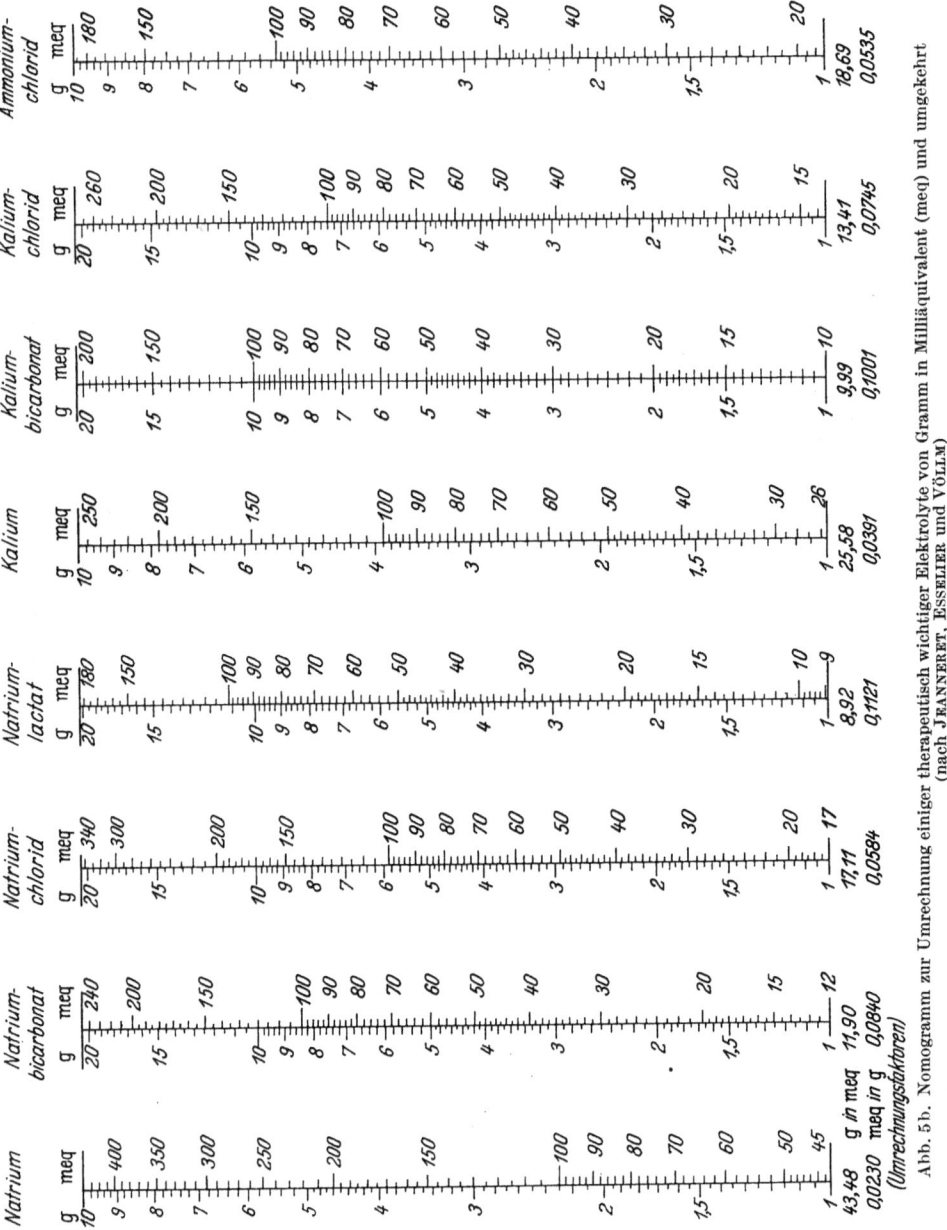

Abb. 5b. Nomogramm zur Umrechnung einiger therapeutisch wichtiger Elektrolyte von Gramm in Milliäquivalent (meq) und umgekehrt. (nach JEANNERET, ESSELIER und VÖLLM)

wie Diffusion, Osmose, hydrostatischer Druck zeigt die (Abb. 7). Durch die Gefäßmembran erfolgt ein ausgiebiger Wechsel von Wasser und Salzen. Sie werden nach dem Schema von STARLING durch den hydrostatischen Druck aus dem arteriellen

Schenkel der Capillaren gedrückt und strömen auf der venösen Seite durch die osmotische Kraft der Plasmaproteine zurück. Wahrscheinlich erfolgt der rasche Austausch von Elektrolyten zwischen Blutbahn und Interstitium auch durch Diffusion und der Abtransport eines Überschusses auf dem Lymphwege.

b) Wasser- und Elektrolytbilanz

Die Einfuhr von Wasser und Elektrolyten ist von der Nahrungsweise abhängig und schwankt von Tag zu Tag. Die Ausfuhr wird vom Körper selbst reguliert, der bestrebt ist, Volumen und Zusammensetzung der Körperflüssigkeiten konstant zu erhalten.

Vom gesunden Erwachsenen werden täglich etwa 2500 cm³ Flüssigkeit aufgenommen und wieder abgegeben. Es läßt sich der tägliche Bedarf aus den Wasserverlusten errechnen (Tab. 2). Diese entstehen:

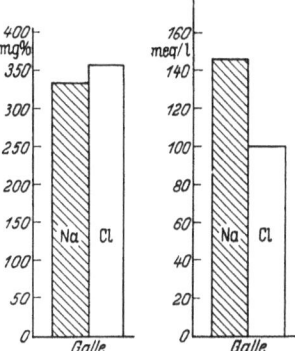

Abb. 6. Vergleich des Natrium- und Chlorgehaltes einer Gallenfistel, links in mg-%, daneben in meq/l ausgedrückt

1. *Bei der Respiration:* Atmosphärische Luft ist relativ trocken, die Luft in den Alveolen dagegen wasserdampfgesättigt. Normalerweise gehen so etwa 400 cm³ Wasser innerhalb von 24 Std. verloren.

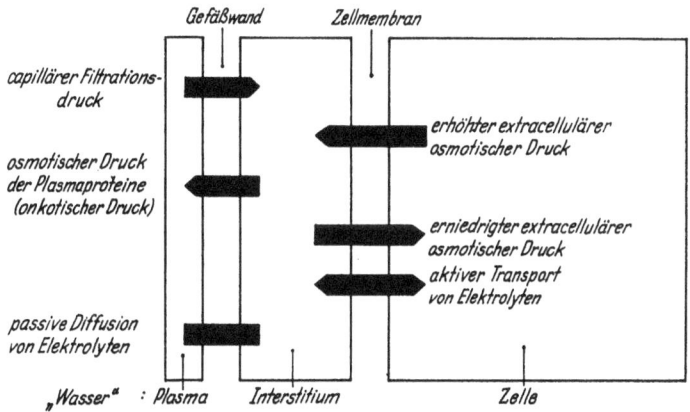

Abb. 7. Schema der Flüssigkeitsabteilungen und der Faktoren, die die Verteilung von Wasser und Elektrolyten beeinflussen (nach C. MOLL u. Mitarb.)

2. *Über die Haut:* Durch konstante Diffusion von Wasserdampf und von Wasser und Salzen im Schweiß verliert ein gesunder Mensch ungefähr 600 bis 1000 cm³ Wasser innerhalb von 24 Std. Verluste durch Lunge und Haut zusammen werden als insensibler oder extrarenaler Verlust bezeichnet.

Tabelle 2. *Durchschnittliche tägliche Flüssigkeitsbilanz bei einer 70 kg schweren Person*

Aufnahme		Abgabe	
Oxydation	500	„insensibel" 1000	Lungen 300—400 Haut 500—1000 Faeces 60—150
oral	2000	Urin 1500	
	2500	2500	

3. Durch die Faeces: Durchschnittlich täglich 60—150 cm³ H_2O mit einer kleinen Menge von Elektrolyten.

4. Als Urin: Alles überflüssige Wasser wird durch die Nieren ausgeschieden. Die Niere muß täglich etwa 35 g Stoffwechselprodukte eliminieren, außerdem den Elektrolytüberschuß. Die Mindesturinmenge, die eine gesunde Niere mit einer Konzentrationsfähigkeit bis 1032 benötigt, um diese 35 g auszuscheiden, beträgt 500 cm³. Eine kranke Niere mit geringerer Konzentrationsfähigkeit benötigt daher eine bedeutend höhere Flüssigkeitsmenge. Normalerweise sind für die Ausscheidung der Stoffwechselprodukte und Elektrolyte 1500 cm³ Harn/24 Std. erforderlich, um der Niere einen gewissen Spielraum für die Konzentration der einzelnen Portionen zu geben (Abb. 8).

Bedeutend größer als die exogene Wasseraufnahme und -abgabe ist der tägliche endogene Austausch. 73% des Blutes werden pro Minute mit der interstitiellen Flüssigkeit gewechselt. Der tägliche Flüssigkeitsdurchfluß im Magen-Darm-Kanal beträgt etwa 8000 cm³. Da die Darmsäfte auch Elektrolyte in einer wechselnden Konzentration enthalten, kann eine Störung der Rückresorption (Ileus, postoperative Darmatonie, Absaugung durch Sonden, Verluste aus Fisteln, Erbrechen, Durchfälle) zu erheblichen Wasser- und Salzverlusten führen (Tab. 3).

Tabelle 3. *Menge und Zusammensetzung einiger Körperflüssigkeiten*

	Menge/24 Std. in cm³	Zusammensetzung in meq/l			
		Na	K	Cl	HCO_3^-
Speichel	1500	9—35	20—25	10—35	0
Magensaft	2000	35—60	9—20	84—150	0
Galle	300—500	140—149	5—10	100	30
Pankreassekret . .	500—800	140	5—10	75—77	75
Dünndarmsekret .	3000	111—120	5—10	105	25
Schweiß	500—1000	50—60	5	45—50	0
Urin	1500	65—90	40—50	90—100	0
Plasma		142	5	103	27

Der Minimalbedarf des Menschen an Elektrolyten richtet sich nach den Verlusten. Im Durchschnitt werden täglich etwa 80 bis 120 meq Natrium und die gleiche Menge Chlor mit der Nahrung aufgenommen. Diese Menge ist in 4,5—7 g Kochsalz enthalten. Die erforderliche Kaliummenge beträgt etwa 60 meq pro Tag. Diese drei Elektrolyte spielen biochemisch und therapeutisch die wichtigste Rolle.

Natrium. Das aus der Nahrung aufgenommene Natrium tritt in den extracellulären Raum über und ist hier das vorherrschende Ion. Es hat wesentliche Funktionen bei der Regulierung des osmotischen Druckes und des Säure-Basen-Gleichgewichtes. Trotz der geringen Konzentration in der Zelle ist die Erregbarkeit protoplasmatischer Gebilde an seine Gegenwart gebunden. Sinkt z. B. der Natriumgehalt der Muskelzelle wesentlich ab, verliert sie die Fähigkeit, sich zu kontrahieren. Andererseits kann ein Überschuß von Na-Ionen in der Zelle, als Folge eines Kaliumverlustes, toxisch wirken (CANNON). Im Knochen sind etwa 46% des gesamten Körpernatriums enthalten (NICHOLS). Hiervon können etwa 40% innerhalb von 24 Std. mit dem Kreislauf ausgetauscht werden. Die Ausscheidung des Natriums erfolgt im wesentlichen durch den Harn. Die Aufrechterhaltung des Natriumbestandes des Körpers durch entsprechende Regulierung der Rückresorption oder Ausscheidung ist eine der wichtigsten Nierenfunktionen.

Durch den Schweiß, dessen NaCl-Konzentration etwa $1/3$ der des Serums beträgt, können bei starker Transpiration nicht zu vernachlässigende Mengen verlorengehen.

Untersuchungen zur Prüfung der Resorption, Verteilung und Ausscheidung des Körpernatriums lassen sich mit Hilfe von radioaktivem Na^+ (Na^{24}) anstellen. Verabfolgt man z. B. Na^{24} intravenös, so verschwindet bereits in den ersten Minuten nach der Injektion ein großer Teil des Na^{24} aus dem Blut. Diese Beobachtung deutet darauf hin, daß es vom Plasma aus sehr schnell mit dem extravasalen Natrium ausgetauscht wird. Nach einiger Zeit hat sich ein Gleichgewicht eingestellt. Der weitere Abfall der Plasmaaktivität erfolgt jetzt nur noch so schnell, wie Na^{24} den Körper verläßt. Zum Zeitpunkt der Gleichgewichtseinstellung hat sich das injizierte Na^{24} auf den gesamten extracellulären

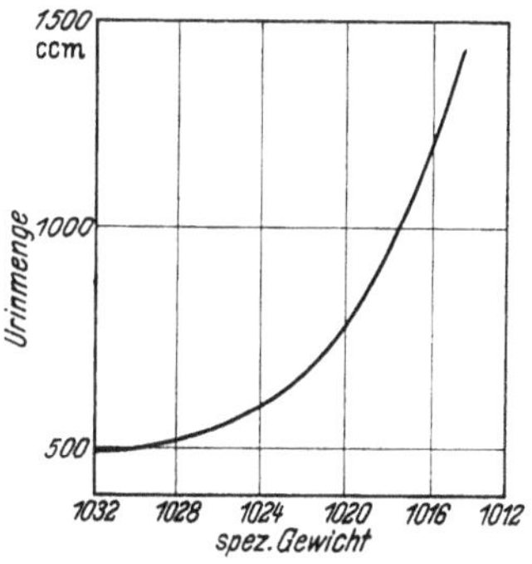

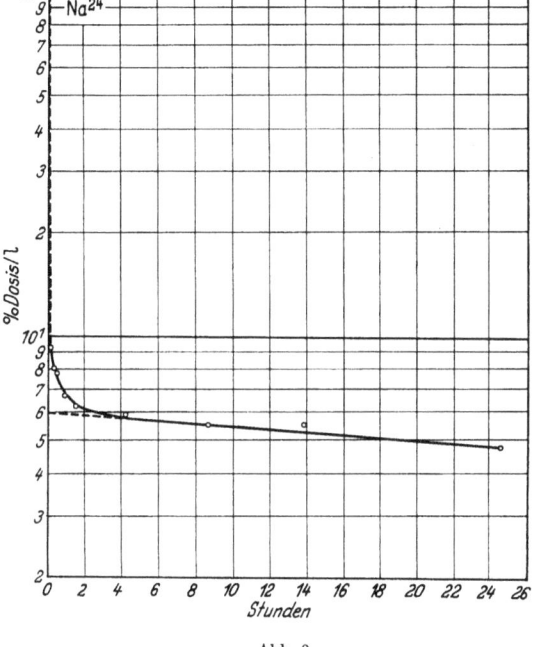

Abb. 8.   Abb. 9.

Abb. 8. Beziehungen zwischen max. spezifischem Gewicht des Urins und minimaler Harnmenge zur Ausscheidung von 35 g stickstoffhaltiger Stoffwechselprodukte (nach LE QUESNE)

Abb. 9. Na^{24} im Plasma nach i.v. Injektion. Patient K. S., 78,5 kg. Verteilungsvolumen: $\frac{100\% \text{ Dosis}}{6\% \text{ Dosis}/l} = 16{,}7$ l.
Austauschbares Na: 134,4 meq/l × 16,7 l = 2245 meq

Raum verteilt. Aus der Aktivität — ausgedrückt als Prozent der Dosis pro Liter Plasma — läßt sich das Verteilungsvolumen berechnen. Das Produkt aus Verteilungsvolumen und inaktiver Natriumkonzentration ergibt die Menge des austauschbaren Natriums. In eigenen Untersuchungen betrug das Verteilungsvolumen z. B. bei einem 78,5 kg schweren Mann 16,7 l und die Menge des austauschbaren Natriums 2245 meq (Abb. 9).

Kalium gelangt nach seiner Resorption durch den Magen-Darm-Kanal zuerst in den extracellulären Flüssigkeitsraum und wird dann in kurzer Zeit mit dem Zellkalium ausgetauscht. Untersuchungen mit radioaktivem Kalium (K^{42}) ergaben, daß es nach intravenöser Zufuhr sehr schnell aus der Blutbahn verschwindet und in die Organe gelangt (CORSA, BLACK, SCHEPPARD). In eigenen Untersuchungen war nach intravenöser Injektion von K^{42} nach 2 Minuten nur noch 2% der Dosis/l im Plasma nachweisbar. Die austauschbare Kaliummenge betrug 1550 meq (Abb.10). Diese rasche Aufnahme von Kalium verhindert einen zu hohen Anstieg der Konzentration im Blut. Die Aufnahme in die Zelle stellt sozusagen eine begrenzte

Pufferwirkung dar. Schwankungen in der Serumkonzentration werden als Hypo- oder Hyperkaliämie, Abnahme des intracellulären Bestandes als Hypokali (BAUR) bezeichnet.

Dem Quotienten zwischen intra- und extracellulärer Kaliumkonzentration (30:1) kommt eine besondere biologische Bedeutung beim Ablauf der Erregungsabläufe an Nerv und Muskel, insbesondere am Herzen, zu. Bei der Proteinsynthese sind 3 meq K/g Stickstoff, und zur Glykogenbildung 0,36 meq K/g Glykogen erforderlich.

Kalium wird zu 90% durch die Nieren ausgeschieden, wobei zwei Mechanismen, nämlich die glomeruläre Filtration mit tubulärer Rückresorption und eine aktive tubuläre Sekretion vorhanden sind. Die Nieren sind in der Lage, bei verringerter K-Zufuhr die K-Ausscheidung zu vermindern. Jedoch ist diese Fähigkeit, sich dem Bedürfnis des Organismus anzupassen, in weitaus geringerem Maße als beim Natrium ausgebildet.

Chlor ist das wichtigste Anion der extracellulären Flüssigkeit. Es wird in

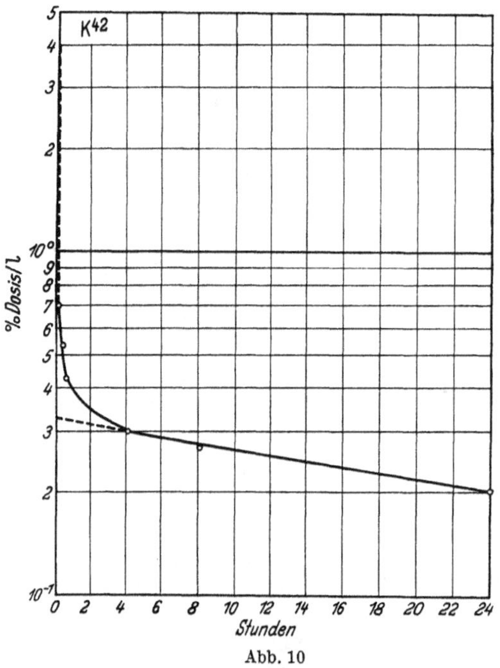

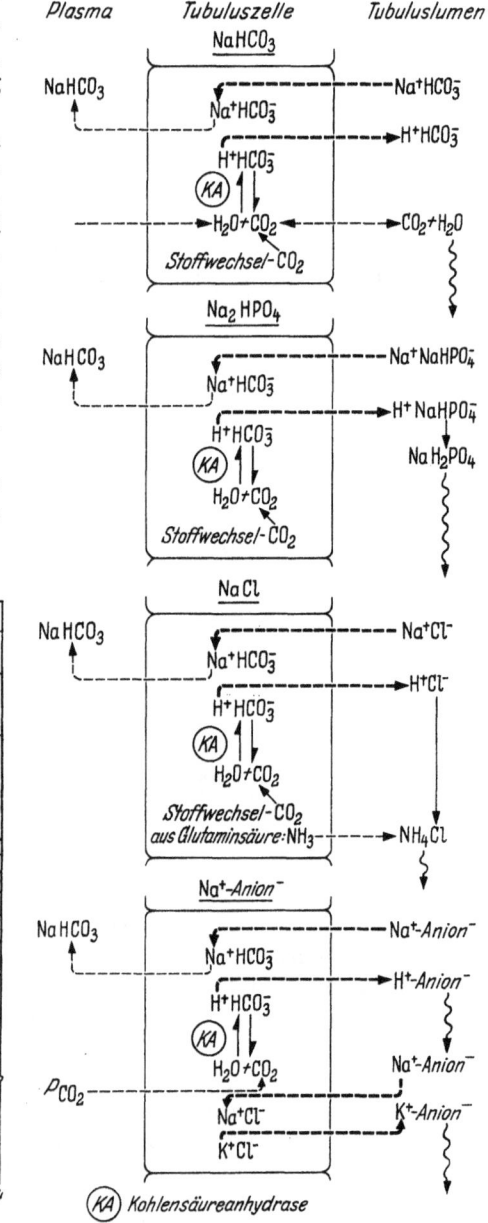

Abb. 10. K^{42} im Plasma nach i.v. Injektion. Patient F. Sch., 83,2 kg. Verteilungsvolumen: $\frac{100\% \text{ Dosis}}{0,33\% \text{ Dosis}/l}$ = 303 l. Austauschbares Kalium: 5,12 meq/l × 303 l = 1550 meq

Abb. 11. Die Rolle der renalen Tubuluszelle bei der Regulierung des Säure-Basen-Gleichgewichtes (THANNHAUSERs Lehrbuch, S. 945)

Verbindung mit anderen Elektrolyten in der Nahrung aufgenommen und als Natrium-, Kalium-, Calcium- oder Ammoniumchlorid im Harn in dissoziierter Form ausgeschieden. Chlorionen spielen eine wichtige Rolle bei der Pufferung des Blutes während des O_2/CO_2-Austausches in den Erythrocyten. Sie verdienen unsere besondere Beachtung im Zusammenhang mit der Salzsäurebildung im Magen.

Das **Bicarbonat** des Körpers stammt aus dem Gewebsstoffwechsel und ist das Endprodukt des Kohlenhydrat- und Fettabbaus. Aus dem hierbei entstandenen Wasser und Kohlendioxyd bildet sich Kohlensäure. Gelangt diese in das schwach alkalische Blut, so verbindet sie sich mit einem Kation zu Bicarbonat. Es ist das Hauptaustausch-Anion mit dem Plasma- und Erythrocytenchlorid. Zur Aufrechterhaltung der normalen Bicarbonatkonzentration im Serum von 27 meq/l ist eine gegenseitige Abstimmung sämtlicher Elektrolyte erforderlich. Sie erfolgt hauptsächlich durch die Niere (Abb. 11).

c) Wasserstoff-Ionen-Konzentration

Zur Erhaltung einer konstanten *Wasserstoff-Ionen-Konzentration* (p_H) stehen dem Organismus drei Regulationsmechanismen zur Verfügung:

1. Die Lungen durch Anpassung der CO_2-Abatmung,
2. die Nieren durch Retention oder Ausscheidung basischer bzw. saurer Valenzen,
3. Puffersubstanzen (Phosphatpuffer in der Zelle, Oxyhämoglobin-Hämoglobin in den Erythrocyten und die Serumproteine).

Im Blut und in der extracellulären Flüssigkeit wird das Säure-Basen-Gleichgewicht im wesentlichen durch das Verhältnis der Konzentrationen von freier Kohlensäure zu Bicarbonat bestimmt. Nach der Hendersonschen Gleichung

$$H^+ = K \times \frac{(Säure)}{(Salz)} \quad {}^1$$

$$= \frac{HHCO_3}{BHCO_3} = \frac{3 \text{ Vol.-\%}}{60 \text{ Vol.-\%}} = \frac{1{,}35 \text{ meq}}{27 \text{ meq}} = \frac{1}{20}$$

entspricht diesem Verhältnis ein p_H von 7,4 (7,35—7,45).

Die Relation von 1:20 kann sowohl durch Änderungen in der Konzentration des Bicarbonats als auch durch Änderung des Partialdruckes der freien Kohlensäure im Blut verschoben werden. Je nachdem, ob primär die Höhe des Bicarbonats oder die Höhe der freien Kohlensäure im Blut abweicht, wird von einer metabolischen oder einer respiratorischen Acidose bzw. Alkalose gesprochen (Abb. 12).

Erniedrigung des Bicarbonats durch saure Stoffwechselprodukte oder durch Anhäufung fixer Anionen, wie z. B. bei der renalen Acidose oder Verlust von Alkali, führt zu einem relativen Überwiegen der freien Kohlensäure im Blut. Im Gegensatz dazu kommt es bei Verlusten von Chlor durch gehäuftes Erbrechen oder Überdosierung von Alkali zu einem Überwiegen der Bicarbonatkonzentration. Im ersteren Falle würde es sich um eine metabolische Acidose, im zweiten Fall um eine metabolische Alkalose handeln. Der Organismus versucht nun bei jeder Abweichung durch Regulationsmaßnahmen das Verhältnis von 1:20 zwischen freier Kohlensäure und Bicarbonat und damit ein p_H von 7,4 wieder herzustellen.

---

[1] Die Henderson-Hasselbalchsche Gleichung ist die negativ logarithmische Form hiervon: $p_H = pK + \log BHCO_3 - \log H_2CO_3$, wobei:

$K =$ Dissoziationskonstante der Kohlensäure (6,1)
$p_H = - \log H^+$
$pK = - \log K$

Dabei ist er nicht unbedingt bestrebt, die Normalwerte von 1,35:27 meq aufrechtzuerhalten, sondern lediglich das Verhältnis von 1:20 wiederherzustellen. Die absolute Höhe der Werte spielt dabei keine Rolle. Änderungen des Bicarbonatgehaltes, wie sie bei der metabolischen Acidose und Alkalose auftreten, werden durch entsprechende Abatmung der Kohlensäure ausgeglichen. Respiratorische Störungen mit Erniedrigung bzw. Erhöhung des Kohlensäurepartialdruckes im Blut werden durch die Reaktionsregulation des Blutes, der Gewebe und der Nieren kompensiert.

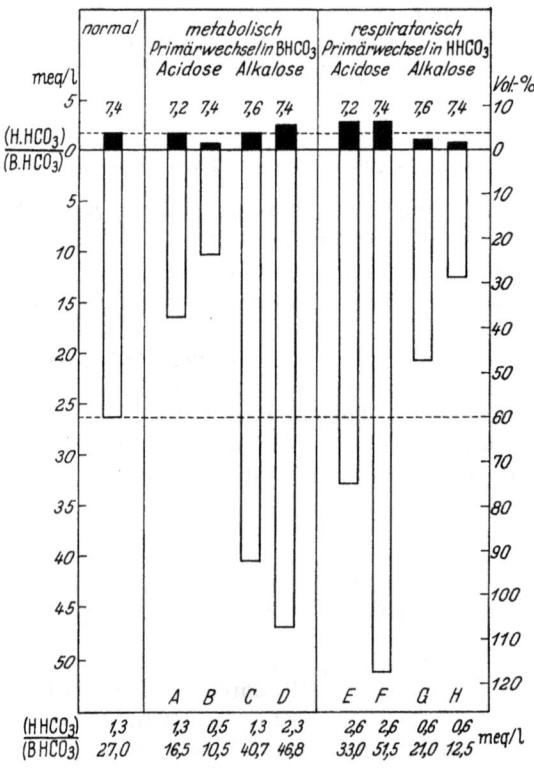

Abb. 12. p_H-Verschiebungen durch Änderung des Kohlensäure/Bicarbonat-Verhältnisses im Plasma. *B, D, F, H* kompensiert (Verhältnis = 1/20); *A, C, E, G* dekompensiert (nach GAMBLE)

Zur Förderung der Klarheit in der Nomenklatur des Säure-Basen-Stoffwechsels wird in jüngster Zeit die Einführung einheitlicher Begriffe und Untersuchungsmethoden vorgeschlagen. Die bisher üblichen Bezeichnungen und Bestimmungsmethoden für „Bicarbonat im Plasma", „CO_2-Bindungsvermögen", „Alkalireserve" und „Gesamt-CO_2" wurden von den verschiedenen Autoren unterschiedlich vorgenommen und angewandt. Die Erkennung der Veränderungen bei Acidose und Alkalose wurde dadurch erschwert. Eine sehr gute Definition dieser Störungen gibt die Zusammenstellung von P. ASTRUP (Tab. 4). Hierbei fällt besonders die moderne Bezeichnung „Standardbicarbonat" auf. Es soll damit ausgedrückt werden, daß die Untersuchung unter „Standardbedingungen" ausgeführt wurde, d. h. bei einem pCO_2 von 40 mm Hg und vollständiger Sättigung des entnommenen Blutes mit O_2 bei einer Temperatur von 38°. Der Vorteil besteht darin, daß erstens der Einfluß der Respiration auf den Säure-Basen-Gehalt des Blutes

Tabelle 4. *Definition von Acidose und Alkalose nach* P. ASTRUP

Acidose	ein Zustand mit Säureanreicherung und/oder Baseverarmung
Alkalose	ein Zustand mit Säureverarmung und/oder Baseanreicherung
Metabolische Acidose	ein Zustand mit primärer (nicht respiratorisch bedingter) Herabsetzung von Standardbicarbonat
a) nicht kompensiert . . .	pCO_2 nicht herabgesetzt
b) teilweise kompensiert .	pCO_2 herabgesetzt, ohne daß p_H dadurch normal geworden ist
c) vollständig kompensiert.	pCO_2 so weit herabgesetzt, daß p_H normal geworden ist
Metabolische Alkalose. . . .	ein Zustand mit primärer (nicht respiratorisch bedingter) Erhöhung von Standardbicarbonat
a) nicht kompensiert . . .	pCO_2 nicht erhöht
b) teilweise kompensiert .	pCO_2 erhöht, ohne daß p_H dadurch normal geworden ist
c) vollständig kompensiert.	pCO_2 so weit erhöht, daß p_H normal geworden ist
Respiratorische Acidose . .	ein Zustand mit einer primären (respiratorisch bedingten) Erhöhung von pCO_2
a) nicht kompensiert . . .	Standardbicarbonat nicht erhöht
b) teilweise kompensiert .	Standardbicarbonat erhöht, ohne daß p_H dadurch normal geworden ist
c) vollständig kompensiert.	Standardbicarbonat so weit erhöht, daß p_H normal geworden ist
Respiratorische Alkalose . .	ein Zustand mit einer primären (respiratorisch bedingten) Herabsetzung von pCO_2
a) nicht kompensiert . . .	Standardbicarbonat nicht herabgesetzt
b) teilweise kompensiert .	Standardbicarbonat herabgesetzt, ohne daß p_H dadurch normal geworden ist
c) vollständig kompensiert.	Standardbicarbonat so viel herabgesetzt, daß p_H dadurch normal wurde

beseitigt wird, zweitens bei der Blutabnahme auftretende Variationen (Stase) eliminiert werden und somit der Bicarbonatgehalt, den man in der Plasmafraktion bestimmt, ausschließlich ein Maßstab für die metabolischen Störungen ist.

Bei der bisher üblichen Bestimmungsmethode (VAN SLYKE) des Bicarbonatgehaltes im Plasma (CO_2-Bindungsvermögen) wird dieses beim aktuellen pCO_2 des Blutes von den Blutkörperchen getrennt und erst anschließend auf einen pCO_2 von 40 mm Hg gebracht.

Eine Definition der wichtigsten Begriffe des Säure-Basen-Haushaltes und ihre Normalwerte gibt die Tab. 5. Die Unterscheidung von respiratorischen und metabolischen Störungen aus p_H, Standardbicarbonat und pCO_2 ist relativ einfach und schnell mit Hilfe des Nomogramms von SINGER und HASTINGS möglich (Abb. 13).

d) Regulation der Mineral- und Wasserausscheidung

Der Wasser- und Elektrolytbestand des menschlichen Organismus wird durch die Hormone aus Nebennierenrinde und Hypophysenhinterlappen konstantgehalten. Schon seit längerer Zeit ist bekannt, daß der nebennierenlose menschliche oder tierische Organismus, der nicht mit Nebennierenhormonen substituiert wird oder größere Kochsalzmengen erhält, in vermehrtem Maße Natrium im Urin ausscheidet. Dieser Umstand, verbunden mit einem Abwandern von extracellulärem Natrium in die intracellulären Räume, resultiert in einer Hyponatriämie. Neuere Untersuchungen der Arbeitsgruppen um NEHER, WETTSTEIN, SIMPSON und TAIT ergaben, daß für die Natriumverluste das Fehlen eines bestimmten Hormons der Nebennierenrinde, nämlich Aldosteron, verantwortlich ist. Bei dieser Verbindung handelt es sich um das 18-Aldehydro-Corticosteron, das im Tierversuch und auch beim Menschen starke Natriumretentionen verursacht. Die natriumretinierende

Wirkung dieses Hormons ist im Vergleich zu dem schon seit längerer Zeit bekannten Mineralcorticoid, Desoxy-Corticosteron, 25—30mal stärker. Die Kaliumausscheidung wird verfünffacht. Der Natriumretentionseffekt des Hormons kommt durch eine Steigerung der tubulären Rückresorption für Natriumionen zustande. In den Untersuchungen klinischer Autoren, wie LUETSCHER in den Vereinigten Staaten, WOLFF, KOCZOREK, BUCHBORN und KÖHLER in Deutschland, konnte

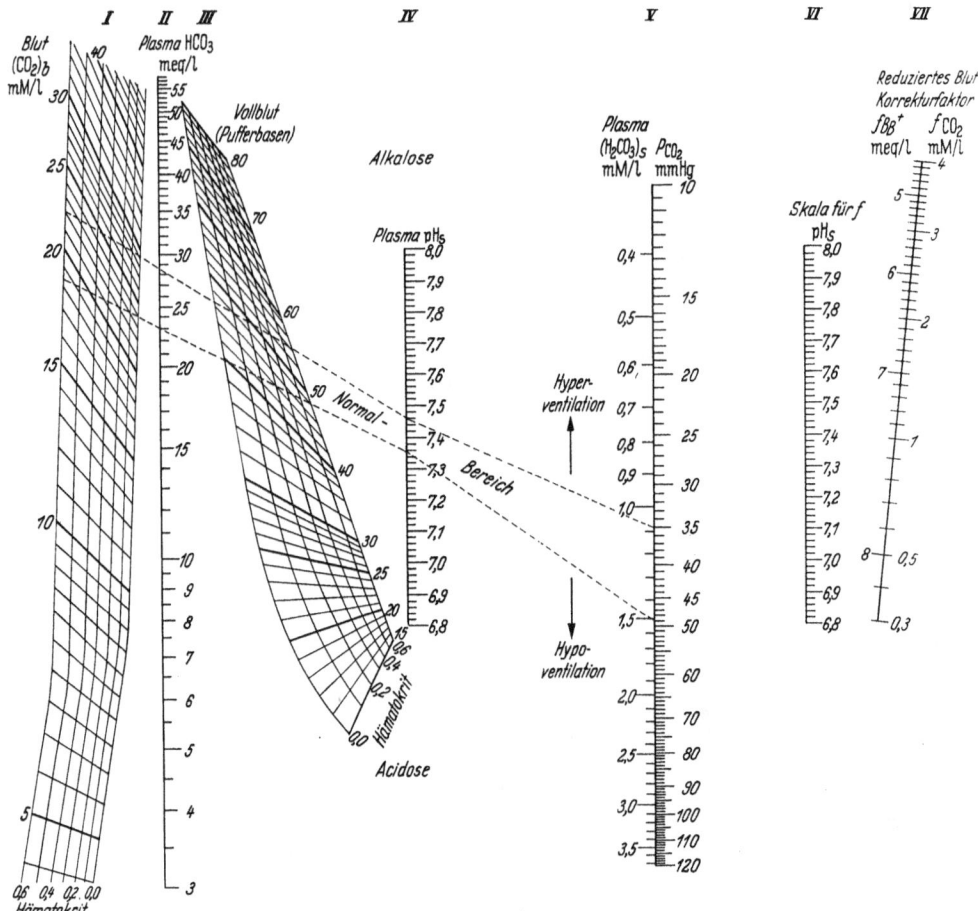

Abb. 13. Nomogramm nach SINGER und HASTINGS zur Bestimmung der Säure-Basen-Verhältnisse im Blut

gezeigt werden, daß bei allen Krankheitszuständen mit pathologischer Natriumretention eine vermehrte Ausscheidung von Aldosteron im Urin vorliegt, die ursächlich mit der Ödembildung in Zusammenhang gebracht wird. Diese Aussage gilt nicht nur für die Retention bei Patienten mit Herzfehlern oder Lebercirrhosen, sondern auch für die Natriumspeicherungen bei Patienten unmittelbar nach chirurgischen Eingriffen. Dies konnte in eingehenden Bilanzanalysen und Hormonbestimmungen im Urin bei operierten Patienten von LLAURADO bewiesen werden.

Neben den starken Natriumverlusten im Urin und den extracellulären Natriumverschiebungen, die auf das Fehlen von Aldosteron zurückzuführen sind, weist der Addison-Patient noch eine weitere Besonderheit auf. Nach einer experimentell gut fundierten Theorie von GAUNT u. Mitarb. ist der nebennierenlose

Tabelle 5. *Definition der wichtigsten Begriffe des Säure-Basen-Haushalts und ihre Normalwerte*

Benennung	Symbol	Normalwerte	Definition	Anmerkung
Kohlendioxydtension	pCO_2	35—43 mm Hg (im arteriellen Blut) 46—58 mm Hg (im venösen Blut)	gibt den Partialdruck von trockenem Kohlendioxyd in Luft an, welcher sich im Diffusionsgleichgewicht mit dem Blute befindet. Wird in mm Hg ausgedrückt	
Gesamt-Kohlendioxyd oder Gesamt-CO_2	Gesamt-CO_2	23—33 mmol/l (im Armvenenblut)	gibt den Gesamtgehalt an Kohlendioxyd im Blute oder Plasma an, welcher nach Austreibung durch Säurezusatz gemessen werden kann. Wird ausgedrückt in mmol/l	ist gleich der Summe der chemisch als Bicarbonat und der physikalisch gebundenen Menge CO_2 und durch Gleichung: Gesamt-$CO_2 = HCO_3^- + H_2CO_3$ ausgedrückt. Hierin HCO_3^- = Bicarbonat beim aktuellen pCO_2 (aktueller Bicarbonatgehalt)
Aktueller Bicarbonatgehalt	aktueller HCO_3^-		gibt den Bicarbonatgehalt im Plasma bei dessen aktuellem pCO_2 an. Wird ausgedrückt in mmol/l oder meq/l	
Standardisierter Bicarbonatgehalt oder Standardbicarbonat	Standard HCO_3^-	19—24 mmol/l	gibt den Bicarbonatgehalt des Plasmas an, nachdem das Vollblut mit O_2 gesättigt und mit Kohlendioxyd bei einem fixierten pCO_2 von 40 mm Hg äquilibriert wurde. Wird ausgedrückt in mmol/l oder meq/l	
Physikalisch gelöstes Kohlendioxyd	CO_2	s. Anmerkung	gibt die Menge Kohlendioxyd an, die sich in Flüssigkeit gelöst vorfindet, ohne in Bicarbonat oder Kohlensäure verwandelt zu sein. Wird ausgedrückt in mmol/l (zusammen mit dem Kohlensäuregehalt)	$CO_2 + H_2CO_3$ sind ausschließlich von pCO_2 abhängig und können durch $pCO_2 \times 0,03$ ersetzt werden, daher obige Gleichung. Gesamt-$CO_2 = HCO_3^- + pCO_2 \times 0,03$
Kohlensäure	H_2CO_3	s. Anmerkung	gibt den Kohlensäuregehalt an. Wird ausgedrückt in mmol/l (zusammen mit dem CO_2-Gehalt)	
Wasserstoff-Ionenkonzentration	p_H	7,35—7,45 (im arteriellen Blut) 7,26—7,36 (im venösen Blut n. kurzer vorausgehender Stase entnommen)		nach obiger Modifizierung Henderson-Hasselbalchsche Gleichung $$p_H = 6,11 + \log \frac{HCO_3^-}{pCO_2 \times 0,03}$$

Organismus nicht in der Lage, Wasser- oder Salzlösungen in gleichem Maße wie der intakte Organismus auszuscheiden. Dieser Umstand wird durch ein Überwiegen des antidiuretischen Hormons aus der Neurohypophyse nach Fortfall der Nebennierenrinden-Hormone erklärt. Eine Substitution mit Gluco-Corticoiden, z. B. Hydro-Cortison, kann die Wasserretentionsneigung des Addison-Patienten völlig aufheben. Den natriumretinierenden Wirkungen des Aldosterons und den diuretischen Wirkungen der anderen Nebennierenrinden-Hormone steht die wasserspeichernde Wirkung des antidiuretischen Hormons aus der Neurohypophyse gegenüber. Dieses Hormon, dessen therapeutische Wirkung bei der Therapie des Diabetes insipidus weitgehend bekannt ist, wurde in den letzten Jahren von

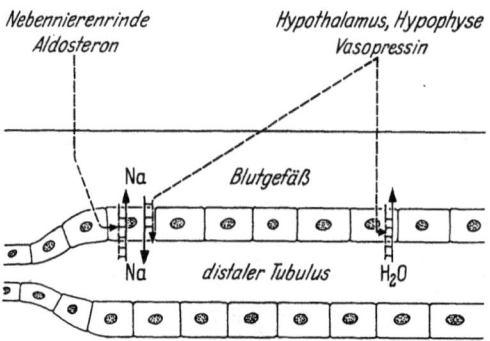

Abb. 14. Hormonale Regulation des Wasser- und Elektrolythaushaltes in der Niere

Du Vigneaud synthetisiert. Seine Bildung erfolgt im Zwischenhirn, die Ausschüttung geht von der Neurohypophyse aus. Das verbindende Glied zwischen dem natriumretinierenden Aldosteron aus der Nebennierenrinde und dem antidiuretischen Hormon aus der Hypophyse wird durch die sog. Osmoreceptoren gebildet. Es handelt sich hierbei um bläschenförmige Gebilde, die nach neueren Untersuchungen von Verney im vorderen Zwischenhirn — und zwar oberhalb des Nucleus supraopticus sowie rostral des Nucleus paraventricularis — liegen sollen. Diese Osmoreceptoren reagieren bereits auf geringfügige Erhöhungen der Osmolarität im Blutserum, wie sie durch die Wirkungen des Aldosterons zu erklären sind, mit einer Ausschüttung von antidiuretischem Hormon, das die Aufgabe hat, die gestörte Isotonie wiederherzustellen. Dieses Ziel kann einerseits durch vermehrte Wasserretention, infolge Verstärkung der tubulären Rückresorption für Wasser, andererseits aber auch durch Erhöhung der Natriumausscheidung erreicht werden. Neuere Untersuchungen von Herken haben zeigen können, daß die natriumeliminierenden Wirkungen des Hormons unter diesen Bedingungen, d. h. nach primärer Natriumretention infolge erhöhter Aldosteronaktivität, besonders deutlich zum Ausdruck kommen.

Neben der hormonalen Regulation der Osmolarität wird in letzter Zeit auch eine sog. Volumenregulation diskutiert (Gauer), die mit den Wirkungen des natriumretinierenden Aldosterons und antidiuretischen Hormons in Verbindung gebracht wird. Demnach sollen Erniedrigungen des intravasalen Flüssigkeitsvolumens zu einem Anstieg der Aldosteron- und Vasopressininkretion führen, deren Folge eine verstärkte Natrium- und Flüssigkeitsretention ist, die zu einer Auffüllung des salz- und flüssigkeitsverarmten Organismus führt.

Die Regulation des Wasser- und Elektrolythaushaltes durch Hormone aus Nebennierenrinde und Neurohypophyse ist in vorstehendem Schema zusammengefaßt (Abb. 14).

Einfluß der Operation auf den Wasser- und Elektrolythaushalt

a) Bei normalem Operationsverlauf

Jede Operation ruft eine Reaktion des Organismus hervor, deren Ausmaß von der Größe des Traumas und der „Ausgangslage" des Patienten abhängt. LERICHE hat 1934 für die Gesamtheit der Symptome den Begriff der «maladie postopératoire» geprägt und unterscheidet die örtlichen Erscheinungen — lokale Hitze, Hyperämie, Ödem und Leukocytenansammlung — und die allgemeinen Zeichen — Durst, Trockenheit der Zunge, Brechreiz, Blässe, Schwäche, muskuläre Hypotension, Azotämie und Oligurie.

Abgesehen von den allein schon durch Bettruhe und Karenz hervorgerufenen Veränderungen, besteht in dem zu besprechenden Zusammenhang die komplexe Stoffwechselstörung, die nach jeder Operation eintritt, im wesentlichen in einer

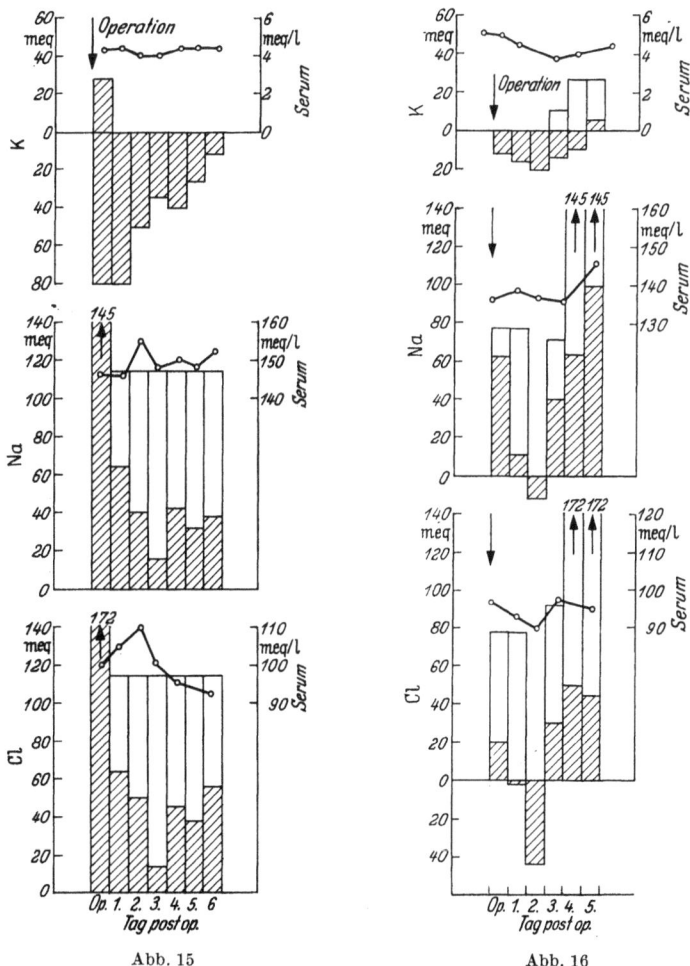

Abb. 15.   Abb. 16.
Abb. 15. Postoperative Elektrolytbilanz nach Magenresektion
Abb. 16. Postoperative Elektrolytbilanz nach sakro-abdominaler Rectumamputation

zeitlich begrenzten Unfähigkeit des Organismus, Wasser und Salze in normaler Weise auszutauschen. Die wichtigsten hieraus resultierenden Veränderungen sind:
1. Natriumretention = positive Natriumbilanz,
2. Verminderung der Ausscheidung von Chloriden = positive Cl-Bilanz,
3. Steigerung der Kaliumausscheidung im Urin = negative Kaliumbilanz,
4. Bildung eines sog. „dritten Flüssigkeitsraumes" (third space),
5. Einschränkung der Diurese = positive Wasserbilanz.

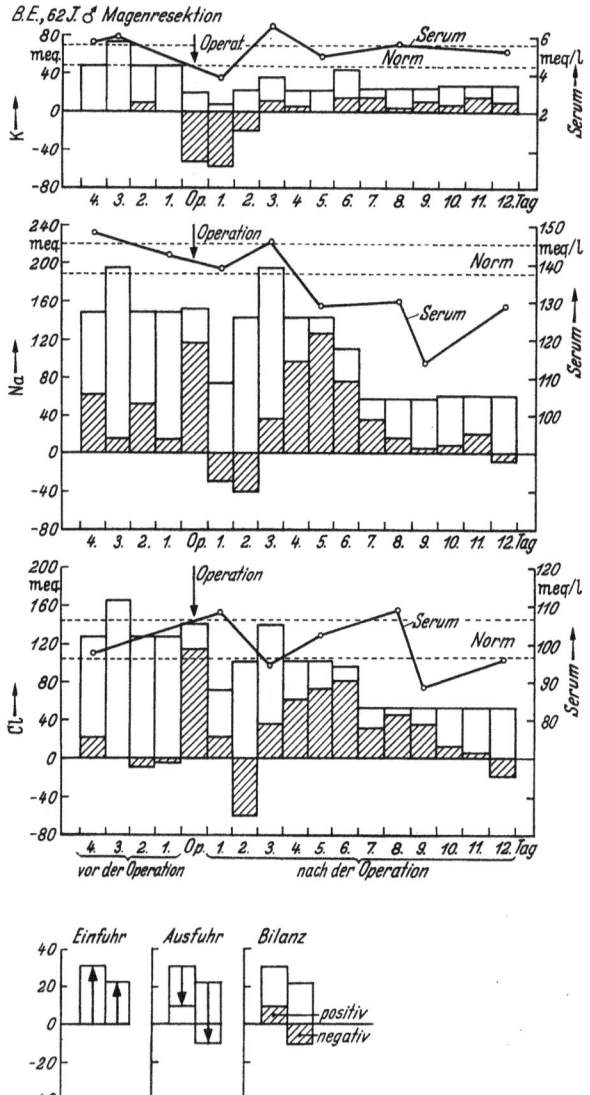

Abb. 17. Prä- und postoperative Elektrolytbilanz bei 62jährigem Patienten mit maligner Pylorusstenose

Wird, wie früher allgemein üblich, postoperativ nur „physiologische Kochsalzlösung" und Traubenzucker zugeführt, kommt es zu einer Retention von Na und Cl, deren Ausmaß von der infundierten Menge abhängt (Tab. 6). Die Kaliumbilanz ist immer negativ, auch nach Infusion von Kaliumlösungen in den ersten Tagen nach dem Eingriff.

Aus einer großen Anzahl von Bilanzuntersuchungen läßt sich an 3 typischen Beispielen dieser grundsätzliche Ablauf erkennen.

Beispiel 1 (Abb. 15): Postoperative Bilanz von K, Na und Cl bei einem 64jährigen Patienten, bei dem wegen eines Ulcus duodeni eine Magenresektion nach Billroth II ausgeführt wurde.

Am Operationstag Zufuhr von 1000 cm³ Marksscher Lösung und Blut, an den folgenden Tagen je 1250 cm³ Glucose und 750 cm³ 0,9% NaCl-Lösung.

Ergebnis: Positive Na- und Cl-Bilanz, negative Kaliumbilanz. Im weiteren Verlauf keine Störung, da Patient bald oral ernährt werden konnte.

Beispiel 2 (Abb. 16): Elektrolytbilanz nach sakro-abdominaler Rectumamputation bei einem 68jährigen Mann. Am 1. und 2. Tag Glucose- und Kochsalzinfusionen, zusammen 1500 cm³, am 3. Tag nur orale Gabe von Tee. Da die Peristaltik noch nicht in Gang gekommen war, Gabe von Marksscher Lösung.

Ergebnis: Grundsätzlicher Ablauf ähnlich wie bei Beispiel 1. Pat. hat aber in den ersten Tagen zu wenig Flüssigkeit und Elektrolytersatz erhalten, insbesondere weil ein präoperatives Defizit durch mangelnde orale Aufnahme (Operationsvorbereitung) und Darmspülungen entstanden war. Der klinische Befund besserte sich sofort nach Verabfolgung von KCl-Infusionen.

Beispiel 3 (Abb 17): Teil aus einer Bilanzuntersuchung unserer Klinik von M. MIELERT, bei der vom 4. Tag vor bis zum 27. Tag nach der Operation die komplette Einfuhr (einschl. feste Nahrung) und sämtliche Exkrete hinsichtlich Menge und Elektrolytgehalt untersucht wurden.

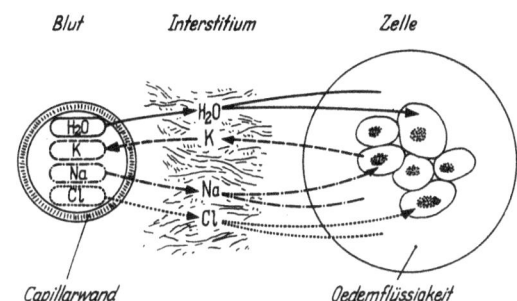

Abb. 18. Einfluß des Operationstraumas auf die Verschiebungen von Wasser, Kalium, Natrium und Chlor zwischen Zelle und Plasma im „geschädigten" Gebiet (nach ELKINTON)

Ergebnis: Die postoperative Na- und Cl-Bilanz ist gegenüber Beispiel 1 und 2 verändert, da hier während und in den ersten Tagen nach der Operation Blutkonserven verabfolgt werden mußten. Na und Cl werden bis zum 11. Tag retiniert. Die Kaliumausscheidung in den ersten 3 Tagen beträgt 126 meq.

LE QUESNE fand regelmäßig unmittelbar nach der Operation eine positive Na-Bilanz, die er „frühe Natriumretention" nannte. Sie trat gleichzeitig und unabhängig mit der sog. „primären Wasserretention" auf. Nach einigen Tagen kam es dann zur sog. „späten Natriumretention", die durch eine verminderte Urinausscheidung ohne Änderung der Plasmakonzentration charakterisiert war und parallel mit einer Gewichtszunahme durch Wasserretention verlief.

Ähnliche Elektrolyt- und Wasserverschiebungen sind auch nach anderen Formen eines Traumas zu beobachten (Verbrennungen, größere stumpfe Verletzungen und Wunden). Durch die lädierte Zellmembran tritt Kalium aus und gelangt in den interstitiellen und intravasalen Flüssigkeitsraum (Abb. 18). Zur Verhinderung einer Hyperkaliämie wird es in größeren Mengen mit dem Urin ausgeschieden.

Tabelle 6. *Durchschnittliche tägliche Elektrolytbilanz*

Natrium	„Normal" (ohne Op.) meq	postoperativ	
		bei Karenz meq	mit Kochsalzzufuhr meq
Aufnahme	100	0	50—100 / > 100
Abgabe (Urin und Kot) . .	100	< 20	40—80 / 30
Bilanz	± 0 (ausgegl.)	— 20 (negativ)	0 bis —20—40 (ausgegl. bis neg.) / + 70 oder mehr (positiv)

Kalium	„Normal" (ohne Op.) meq	postoperativ	
		bei Karenz meq	mit Kaliumzufuhr meq
Aufnahme	60	0	40—60
Abgabe (Urin und Kot) . .	50	Operationstag 50 danach 20—30	Operationstag 60—80 danach 20—50
Bilanz	± 0 (ausgegl.)	—20—50 *(negativ)*	*negativ* bis zum 4.—6. Tag, *später positiv*
Chlor	annähernd wie Natriumbilanz		

Diese biochemischen Veränderungen gleichen dem grundsätzlichen Ablauf der dreiphasigen Antwort auf einen Stress. Sie können auch experimentell durch Injektion von ACTH erzeugt werden (Natriumretention, Anstieg der Kalium- und Stickstoffausscheidung, Hyperglykämie, Eosinopenie, Glykosurie, Zunahme der Corticoide und 17-Ketosteroide im Harn).

Die operationsbedingte lokale Ansammlung von Flüssigkeit muß für den normalen Wasserhaushalt als vorübergehend verloren betrachtet werden. Man hat daher den Begriff des „dritten Flüssigkeitsraumes" geprägt. Dieser hat etwa 48—72 Std. post operationem seine größte Ausdehnung und kann mehrere Liter enthalten. Seine Elektrolytzusammensetzung entspricht etwa der des Plasmas. Er löst sich, abhängig von der Schwere der Operation, etwa nach 3—6 Tagen wieder auf.

Die Ursachen der postoperativen renalen Dysfunktion sind mannigfaltig. Es kommen hierfür in Frage:

Narkosemittel (BURNETT u. Mitarb.).

Störungen in Zusammensetzung, Volumen und Verteilung des Blutes und der Körperflüssigkeiten (MOORE und BALL).

Einfluß von antidiuretischen und Nebennierenrinden-Hormonen (HARDY, JOHNSON, CONN, IOB und COLLER).

Herabsetzung des Plasmaflusses und Erhöhung der Filtrationsrate durch vermehrte Adrenalinausschüttung (RANGES und BRADLEY).

Schmerzimpulse vom Operationsgebiet (MOYER).

Renale Vasoconstriction als Teil einer generalisierten Vasoconstriction des Splanchnicusgebietes im Sinne einer „hämostatischen Reaktion" (DAVIS).

Die Folge ist eine meist nicht sehr ausgeprägte und nur kurz anhaltende Diureseverminderung, die aber, kompliziert durch Schock, Infektion, Wasserverluste, Übertragung unverträglichen Blutes u. a., zur ernsten Oligurie oder Anurie führen kann. Präoperative Nierenstörungen, wie chronische Glomerulonephritis, Nephrosklerose oder Nierensteinleiden, begünstigen ihre Entstehung. Von diesen Ausscheidungsstörungen ist die durch ungenügende Flüssigkeitszufuhr verursachte Einschränkung des Harnvolumens zu trennen.

b) Bei prä- und postoperativen Komplikationen

Vielfach werden wir uns mit Patienten beschäftigen müssen, die mit einer bereits bestehenden Stoffwechselstörung zur Operation in die Klinik eingeliefert werden. Durch langes Krankenlager, Entbehrung einer ausreichenden Calorien- und Flüssigkeitsaufnahme, Erbrechen, Durchfälle, Fisteln, sezernierende Wundflächen, Ergüsse aller Art usw. ist ein oft erhebliches Wasser-, Salz- und Eiweißdefizit verursacht worden. Kommen zu diesen präoperativen Mangelzuständen noch die während und nach dem Eingriff eintretenden Veränderungen hinzu, so resultiert eine Dekompensation des Mineral- und Wasserhaushaltes, die bei unzweckmäßiger Behandlung zum Tode des Patienten führen kann.

Die wichtigsten derartigen Störungen sind:

Dehydratation. Ein Wasserdefizit entsteht entweder primär durch mangelnde orale bzw. parenterale Flüssigkeitszufuhr oder sekundär zusammen mit Natriumverlusten.

Die klinischen Symptome bestehen in Durst, Trockenheit der Haut und Schleimhäute, Herabsetzung des Hautturgors, Schwäche, Abnahme des Urinvolumens und Gewichtsverlust.

In dem Maße, in dem der obligatorische Verlust (insensibel und Harn) fortschreitet, kommt es bei reduzierter Zufuhr zu einer Verkleinerung des extracellulären Raumes. Die extracelluläre Flüssigkeit wird hypertonisch. Dadurch wird das Wasser aus den Zellen und schließlich aus allen Flüssigkeitsabteilungen herausgezogen (Ausgleich des osmotischen Druckes). Mit dem Wasser verläßt Kalium die Zelle. Die Na-, K- und Cl-Konzentration des Plasmas nimmt zu. Die Kompensation der Niere erfolgt durch Reduzierung der Harnmenge bei gleichzeitiger Steigerung der Kaliumausscheidung durch tubuläre Sekretion (Abb. 19). Der Hämatokritwert erreicht extreme Werte (Hämokonzentration).

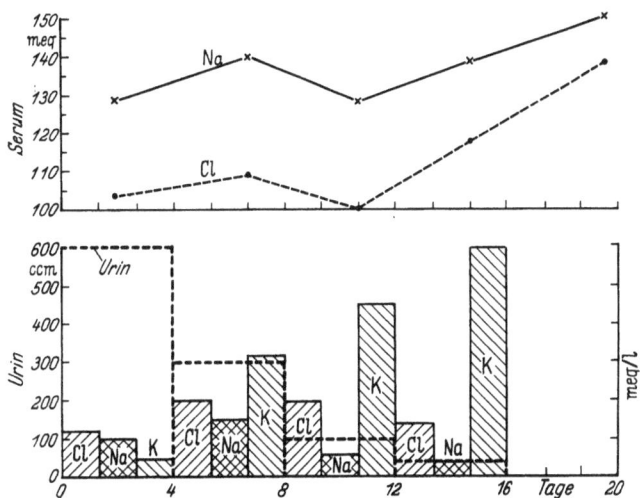

Abb. 19. „Dehydratations-Reaktion": Parallel mit der Zunahme der Na-Konzentration im Plasma wird K durch „tubuläre Sekretion" vermehrt ausgeschieden (nach ELKINTON)

Wasserintoxikation. Wenn mehr Wasser zugeführt wird, als die Niere ausscheiden kann, entsteht eine Retention, die sich über alle Flüssigkeitsabschnitte verteilt. Eine derartige „Überladung" des Körpers kann postoperativ eintreten, wenn größere Mengen salzfreier Flüssigkeit (z. B. Glucose) infundiert werden, und es dadurch zu einer relativen Abnahme des Körpernatriums kommt. Diese Erscheinungen werden verstärkt, wenn gleichzeitig Natriumverluste aus dem Magen-Darm-Kanal, aus Fisteln usw. hinzutreten. Zur Ansammlung von Wasser im interstitiellen Gewebe kommt es meist erst sekundär, wenn die Regulation der Flüssigkeitsverteilung gestört ist. Die klinischen Zeichen bestehen in Gewichtszunahme, Flüssigkeitsansammlung in den großen Körperhöhlen, Lungen-, Wund- und Hirnödem. Eiweißgehalt und Hämoglobin sind infolge der Verdünnung der extracellulären Flüssigkeit gewöhnlich verringert, der Hämatokritwert sowie die Na- und Cl-Konzentration erniedrigt, die Kaliumkonzentration ist jedoch meist normal. Der Harn enthält, im Gegensatz zur „Natriumintoxikation", reichlich Kochsalz.

Natrium- und Chlordefizit. Hierzu kommt es, wenn renale oder intestinale Flüssigkeits- und Salz-Verluste lediglich durch Infusionen mit salzfreien Flüssigkeiten behandelt werden. Das Defizit kann ferner durch Acidose, Nebennierenrindeninsuffizienz, kochsalzarme Diät, Quecksilberdiuretica und Nierenerkrankungen (salt-losing-nephritis) hervorgerufen werden. Da es sich hierbei um Verluste „extracellulärer Ionen" handelt, kann eine Ergänzung aus dem intracellulären Raume nicht erfolgen. Im Gegensatz zum reinen Wasserverlust, der sich über alle Flüssigkeitsabteilungen ausbreitet, kommt es daher beim echten

Natriummangel viel schneller zur Dekompensation unter den Zeichen des Kreislaufkollapses. Die Laboratoriumsuntersuchungen ergeben eine Abnahme des Gesamtnatriums, während die Plasmakonzentration vom Hydratationszustand abhängt. Durch Plasmavolumenverringerung ist der Hämatokritwert erhöht. Die Urinausscheidung von Na und Cl ist auf ein Minimum reduziert.

Akute Salzintoxikation. Dieses Syndrom kann auftreten, wenn während oder in der ersten Phase nach der Operation große Kochsalzmengen infundiert werden. Es kommt dabei zur Vergrößerung des extracellulären Raumes und ähnlichen klinischen Veränderungen wie bei der Wasserintoxikation.

Hypokaliämie. Wegen der Wichtigkeit der durch *Kaliummangel* hervorgerufenen Stoffwechselstörungen soll auf die pathophysiologische Bedeutung dieses Ions näher eingegangen werden.

Nach jeder Operation ist ein gesteigerter Verlust von Kalium im Harn festzustellen, der sein Maximum etwa am 1. bis 2. Tag nach der Operation erreicht. Bei kleineren Eingriffen nimmt die Kaliumausscheidung nach 2, bei größeren nach etwa 6 Tagen wieder normale Werte an (BERRY, JOB und CAMPBELL). Die Menge des ausgeschiedenen Kaliums verhält sich proportional zur Schwere der Operation. Ein Absinken des Blut-Kalium-Spiegels unter 4 meq/l ist beobachtet worden (RANDELL u. Mitarb.).

Grundlegende Feststellungen über dieses Problem stammen von MOORE. Er untersuchte den Kalium-Stickstoff-Quotienten im Urin, der normalerweise 2,7 bis 3,0 beträgt. Bei Gewebszerfall werden Kalium und Stickstoff in proportionalen Mengen ausgeschieden. Ein Anstieg des Kalium-Stickstoff-Quotienten jedoch, wie er in den ersten Tagen während der Kaliumdiurese nach der Operation gefunden wird, zeigt, daß das intracelluläre Kalium in einem größeren Ausmaß mobilisiert wird, als es dem Gewebsuntergang entspricht. MOORE beschreibt 3 verschiedene Typen des Kaliumverlustes:

1. Bei dem „ausbalancierten Hungerzustand" (balanced starvation) treten Verluste nicht nur von Kalium, sondern von allen Elektrolyten auf. Es besteht ein normaler Kalium-Stickstoff-Quotient und keine Veränderung des Plasma-Kalium-Spiegels.

2. Bei dem „differenzierten intracellulären Verlust" (differential intracellular depletion) ist der Kaliumverlust größer als der der anderen Bestandteile und führt zu einem Anstieg des Kalium-Stickstoff-Quotienten im Urin. Diese Veränderung tritt nach Operationen oder nach intravenösen Zucker- und Kochsalzinfusionen auf und ist gewöhnlich von keinem bemerkenswerten Abfall des Plasma-Kaliums begleitet und besteht nur in einem Verlust des intracellulären Kaliums. Bei längerem Bestehen können weitere Verluste zur Entwicklung einer Hypokaliämie führen.

3. Ein extracellulärer Kaliummangel entsteht bei stärkeren Kaliumverlusten, wenn diese nicht mehr aus dem intracellulären Raum ergänzt werden können, und führt selbstverständlich bei längerem Bestehen zu einem Abfall des Plasmakaliums.

Die Bestimmung des Harnkaliums ist ein brauchbarer Index für die Schwere und Dauer eines Kaliummangelzustandes. Bei einer Ausscheidung von weniger als 10 meq pro Tag liegt ein Defizit vor, auch wenn der Serumspiegel nicht wesentlich verringert sein sollte (TALBOT). Bei Exsiccosen kann der Serumwert ansteigen, obwohl gleichzeitig ein Mangel in der Zelle besteht (ENGEL).

In eigenen Untersuchungen betrug die negative K-Bilanz der ersten 5 postoperativen Tage z. B. nach Magenoperationen bei 20 Patienten trotz täglicher Kaliumgabe zwischen 100 und 130 meq, die Serumwerte lagen dabei im Normalbereich (Abb. 20). Die Ursachen für diese gesteigerte Kaliumausscheidung sind Operationsstress, operationsbedingter Gewebszerfall und Blutverlust.

Ein Kalium-Defizit kann verstärkt werden, wenn es durch Stoffwechselstörungen (respiratorische Acidose oder metabolische Alkalose) zur kompensatorischen Kaliumdiurese kommt, ferner
durch prä- und postoperative kaliumfreie Flüssigkeitszufuhr,
durch extrarenale Verluste (Absaugen von Gastrointestinalsekreten, Galleableitungen, Pankreas- oder Dünndarmfisteln usw.),
bei Wundinfektionen (Peritonitis, Parotitis),

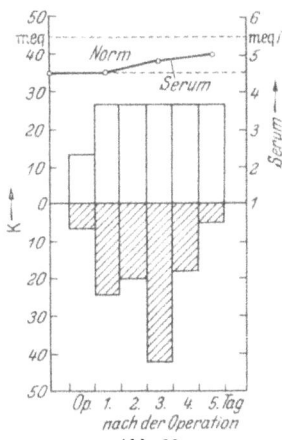
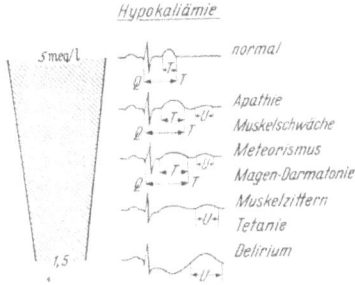

Abb. 20.   Abb. 21.

Abb. 20. Postoperative K-Bilanz bei täglicher Zufuhr von 27 meq K. Negative Bilanz durch Verluste aus Magenableitung und Urin bis zu 40 meq täglich mit einem Maximum zwischen 1. und 3. Tag. Gesamtkaliumdefizit der 5 postoperativen Tage 116 meq

Abb. 21. Klinische- und EKG-Veränderungen bei der Hypokaliämie

nach Verabfolgung von Testoviron, ACTH und Nebennierenrinden-Hormonen,
bei gesteigertem Glykogen- und Proteinmetabolismus,
im Anschluß an eine erfolgreiche Behandlung des Diabetes mellitus (Entzug von Kalium zur Glykogensynthese),
nach Verabfolgung von Diuretica,
in der polyurischen Phase nach Oligurie oder Anurie.

Bei der Mehrzahl der Patienten, die kurze Zeit nach der Operation wieder essen und trinken können, ist der Kaliumverlust von keiner allzu großen klinischen Bedeutung. Bei denjenigen Kranken jedoch, welche über längere Zeit parenteral ernährt werden, sind die Feststellungen eines Defizits von außerordentlicher Wichtigkeit. Die Diagnose einer „postoperativen Magen-Darm-Atonie" oder gar eines „Herz- und Kreislaufversagens" muß immer wieder hieran denken lassen.

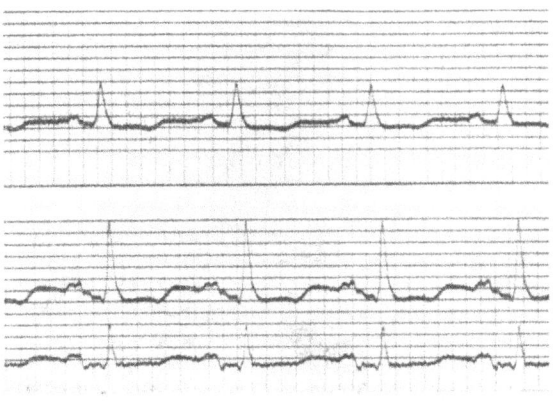

Abb. 22. EKG bei Hypokaliämie nach Magenresektion (Billroth II) bei Ulcus duodeni. Duodenalstumpfinsuffizienz, erhebliche Verluste von Duodenalsaft aus Ableitung. Magen-Darm-Atonie

Die ersten klinischen Anzeichen eines Kaliummangels treten gewöhnlich bei einem Serumgehalt unter 4 meq/l auf. Die Funktionsstörungen betreffen besonders die Muskulatur, den Magen-Darm-Trakt und das Herz.

Typische Symptome bei zunehmender Hypokaliämie sind: Asthenie, Anorexie, Angstgefühl, Übelkeit, Erbrechen, Muskelschwäche, herabgesetzte oder fehlende Reflexe, Adynamie der glatten Muskulatur, Meteorismus, paralytischer Ileus. Ist die Atemmuskulatur betroffen, kommt es zur Dyspnoe und Cyanose. Der schädigende Einfluß auf das Myokard führt zur Blockade nervöser Impulse und zur Arrhythmie und schließlich zum Herzstillstand. Die charakteristischen EKG-Veränderungen sind: zunehmende QT-Verlängerung, Abflachung und Verbreiterung der T-Zacken, ST-Senkung, Auftreten von sog. U-Wellen (Abb. 21 und 22).

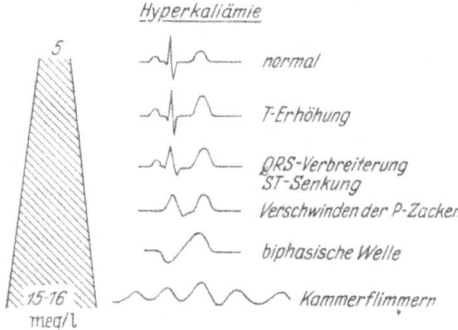

Abb. 23. EKG-Veränderungen bei der Hyperkaliämie

Hyperkaliämie. Hierzu kann es vorübergehend durch zu schnelle oder zu hoch konzentrierte Infusion kaliumhaltiger Lösungen kommen. Beim Bestehen einer Ausscheidungsstörung der Niere genügen sogar oft schon kleine Mengen. Liegt eine hochgradige Oligurie oder Anurie vor, kann das Kalium nur noch vikariierend über den Darm ausgeschieden werden. Dieser Weg reicht aber nicht aus, um einen Anstieg des Serumspiegels zu verhindern. Auch bei völlig eingeschränkter oraler und parenteraler Kaliumzufuhr kann die Plasmakonzentration durch das beim Körper-Eiweißabbau freigesetzte Kalium in der anurischen Please ansteigen.

Die Symptome einer Kaliumintoxikation — allgemeine Schwäche, Verwirrungszustände, kühle, blasse und feuchte Haut, Kollaps und Absinken des Blutdruckes — sind nicht unbedingt spezifisch. Paraesthesien an Händen und Füßen und aufsteigende schlaffe Lähmungen der unteren Extremität sind beobachtet worden. Das klinische Bild wird durch die Grundkrankheit in den meisten Fällen verwischt. Charakteristisch ist dagegen das EKG, das eine Korrelation zur

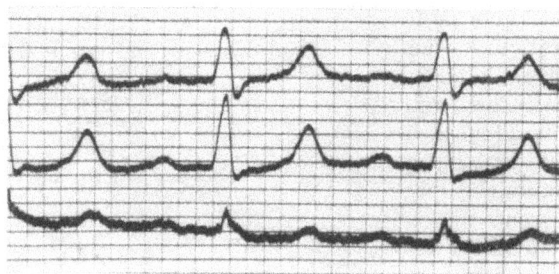

Abb. 24. EKG bei der Hyperkaliämie. Patientin St., W. Intravasale Hämolyse durch Seifenabort. Anurie, Serum-Kalium-Spiegel 7,8 meq/l

Höhe der Serumkonzentration erkennen läßt. Mit ansteigendem Kaliumgehalt des Plasmas treten im EKG folgende Veränderungen auf: Zunahme der Höhe von T, Verbreiterung des QRS-Komplexes, Verschwinden der P-Zacke, grobe Störungen der intraventriculären Erregungsausbreitung, Kammerflimmern (Abb. 23 und 24).

Respiratorische Acidose. Der Kohlensäuregehalt des Blutes ist vom CO_2-Gehalt der Alveolarluft und damit von der Atmung abhängig. Anstieg des CO_2-Druckes führt zu einer Vermehrung der Kohlensäure im Blut. Es kommt zu einer

Verschiebung des Blut-p_H zur sauren Seite hin. Nach der Henderson-Hasselbalchschen Gleichung ergibt ein Anstieg der H_2CO_3 z. B. von 1,35 auf 2,7 meq/l:

$$p_H = 6{,}1 + \log \frac{27}{2{,}7} = 7{,}1.$$

Zur Kompensation, Wiederherstellung des Verhältnisses von 1:20, ist ein Anstieg der Bicarbonatkonzentration erforderlich (im Beispiel von 27 auf 54 meq/l).

Bei kompensierter ($p_H = 7{,}36—7{,}40$) oder dekompensierter (p_H kleiner als 7,36) Acidose treten im Blut verschiedene Gegenregulationen in Tätigkeit:

1. Anionenverschiebungen im System Blutkörperchen - Plasma. Dabei wird das bei erhöhtem Kohlensäurepartialdruck in den Erythrocyten vermehrt vorhandene Bicarbonat an das Plasma im Austausch gegen Chlor-Ionen abgegeben.

2. Kationenverschiebungen im System Gewebszellen - Gewebsflüssigkeit.

Hierbei werden wahrscheinlich Kalium und Natrium aus dem intracellulären an den extracellulären Flüssigkeitsraum abgegeben und dafür H-Ionen intracellulär aufgenommen.

3. Verstärkte Rückresorption von Bicarbonat durch die Nierentubuli und vermehrte Ausscheidung von Chlor.

Ursache:
Einschränkung der CO_2-Abatmung durch Verlegung der Trachea, Verlangsamung der Atmung durch atemdepressive Medikamente, nach künstlicher Beatmung (Narkose oder fehlerhafter Beatmung in „Eiserner Lunge" oder ähnlichen Apparaten) Lungenödem, Pneumonie usw., Emphysem, Einschränkung der Lungenoberfläche nach Resektion, Verminderung der Blutzirkulation durch die Lunge bei Herzfehlern, inadäquate künstliche Beatmung während der Operation, zu hoher O_2-Druck

Symptome:
„starrer Thorax"
Dyspnoe
Cyanose
Kussmaulsche Atmung

Ionogramm:

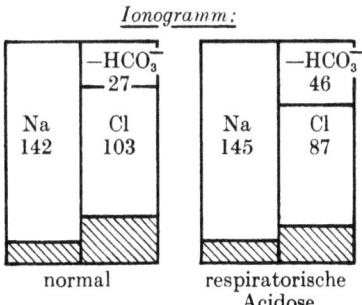

normal   respiratorische Acidose

Laborbefunde:
Plasma:
Erhöhter CO_2 Gesamtgehalt, p_H-Erniedrigung, Verringerung des Bicarbonatgehaltes (Alkalireserve), vermehrte Cl-Konzentration

Urin:
Vermehrte Cl-Ausscheidung, vermehrte Ammoniakausscheidung.
Reaktion: sauer

Metabolische Acidose. Bei den metabolischen Störungen liegt primär ein Versagen oder eine Überforderung der Nierenregulation vor. Bei der metabolischen Acidose besteht ein Alkalidefizit. — Wird z. B. die Bicarbonatkonzentration des Blutes durch Retention von Chlorionen oder organischen Säuren (Acetessigsäure, β-oxybuttersäure) auf 20 meq/l erniedrigt, wird die Wasserstoff-Ionen-Konzentration zur sauren Seite hin verschoben,

$$p_H = 6{,}1 + \log \frac{20}{1{,}3} = 7{,}28 .$$

Eine Kompensation ist nur durch Senkung der H_2CO_3 möglich, d. h. durch Beschleunigung und Vertiefung der Atmung. Diese Regulation kann bei ungestörter Lungenfunktion verhältnismäßig rasch erfolgen.

Ursache:

Infusion von ansäuernden Lösungen, wie Ammoniumchlorid und Verabfolgung von Kochsalzlösungen bei Pat. mit Durchfällen, Pankreasfisteln usw., bei denen der Na-Verlust größer als der Cl-Verlust ist.

Diabetes mellitus
a) durch Ketokörper wird die Kohlensäure aus dem Bicarbonat verdrängt,
b) durch die mit der Glykosurie zusammenhängende Polyurie kommt es zur Dehydratation und zu Elektrolytverlusten.

Hungerzustand:
Unvollständiger Fettabbau

Nierenstörungen — Urämie

Symptome:
Hyperventilation ohne tetanische Krämpfe, Bewußtseinsstörungen

Laborbefunde:
Plasma:
Niedriger Bicarbonat- bzw. Gesamt-CO_2-Gehalt des Serums, relativ hoher Blut-Cl-Spiegel, Rest-N-Anstieg, p_H unter 7,4

Urin:
Reaktion: sauer

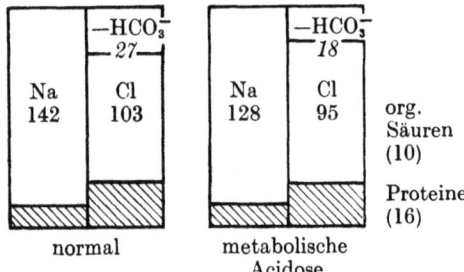

Respiratorische Alkalose. Hierbei besteht primär ein Kohlensäuredefizit, das durch Hyperventilation hervorgerufen wird.

Fällt beispielsweise der Plasma-H_2CO_3-Gehalt auf 1 meq/l, würde ohne gleichzeitiges Absinken der $BHCO_3$ die Wasserstoff-Ionen-Konzentration alkalisch

$$p_H = 6{,}1 + \log \frac{27}{1{,}0} = 7{,}53 \ .$$

Zur Kompensation müßte das Plasmabicarbonat auf 20 meq/l zurückgehen.

Vom Organismus werden unter Mitbeteiligung des Kreislaufes und der Nieren Elektrolytverschiebungen vorgenommen. Eine chronisch respiratorische Alkalose führt zu Wasser- und Basenverlusten.

Ursache:
Steigerung der Atemfrequenz bei künstlicher Beatmung, erhöhte Körper- oder Außentemperatur, Schmerzen, Encephalitis, Hirntrauma

Symptome:
Hyperventilation, tetaniforme Anfälle

Laborbefunde:
Plasma:
Erniedrigter CO_2-Druck, Verminderung des CO_2-Totalgehaltes, p_H-Erhöhung, Zunahme der Cl-Konzentration

Urin:
Alkalische Reaktion, Zunahme der K-, Na- und Bicarbonatausscheidung

Metabolische Alkalose. Hierbei liegt primär ein Alkaliüberschuß vor, z. B. beim Anstieg der $BHCO_3$ auf 45 meq/l

$$p_H = 6{,}1 + \log \frac{45}{1{,}35} = 7{,}6 \ .$$

Zur Kompensation ist eine Zunahme der H_2CO_3 durch Einschränkung der Atmung erforderlich

$$p_H = 6{,}1 + \log \frac{45}{2{,}28} = 7{,}4 \ .$$

Mit dieser Störung hat der Chirurg prä- und postoperativ verhältnismäßig häufig zu tun. Sie entsteht z. B. durch Reduzierung des extracellulären Chlorionenbestandes bei großen Salzsäureverlusten aus dem Magen (Pylorusstenose) und gastrointestinaler Absaugung (Ileus, Peritonitis). Es kommt im Blut zu einer relativen Vermehrung des Bicarbonates. Bei exzessiven Verlusten kann die Alkalose nur unvollkommen durch Herabsetzung der Atmung mit dadurch bedingter Steigerung der Kohlensäurespannung kompensiert werden.

Die bei dekompensierter Alkalose resultierende Abnahme der Wasserstoff-Ionen-Konzentration führt zwangsläufig zu weiteren Veränderungen im Blutchemismus. So ist die Ionisation des Calciums mit der H-Ionen-Konzentration des Blutes verknüpft und nimmt mit sinkendem p_H ab. Hinzu kommen die Verluste von Kalium, so daß das Verhältnis von Kalium zu Calcium (Loebescher Quotient) verschoben wird. Diese Veränderungen wirken sich besonders auf die neuromuskuläre Erregungslage aus. Es kommt zu Krämpfen, die als Magentetanie bekannt sind.

Die metabolische Alkalose infolge Verlustes von Chlor führt zur Erhöhung des extracellulären Natriums. Dieser Überschuß im extracellulären Milieu wird durch den Übertritt in die Zelle gemindert. Das celluläre Kalium wird herausgedrängt und mit dem Urin ausgeschieden.

Ursache:
Große Chlor-Ionen-Verluste (Erbrechen — Magendauersonde), Infusion großer Alkalimengen, besonders beim Vorliegen einer Nierenausscheidungsstörung, Kaliummangel, "Stress" oder Verabfolgung von ACTH, DOCA oder Cortison

Symptome:
Verlangsamte Atmung, tetanische Krämpfe, Verwirrtheitszustände

Laborbefunde:

Plasma:
Hoher Bicarbonat- und Total-CO_2-Gehalt, p_H-Anstieg, niedrige Cl- und K-Konzentration

Urin:
Reaktion alkalisch, manchmal auch sauer als Gegenregulation der Niere, vermehrte Ausscheidung von Bicarbonat u. Kalium

Ionogramm:

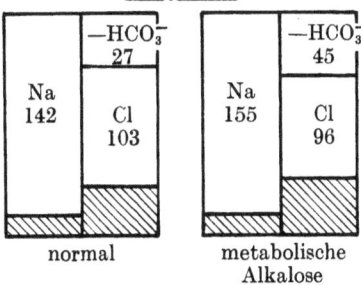

normal   metabolische Alkalose

Therapie

a) Infusionstechnik

Subcutane Infusionen werden mit Ausnahme in der Pädiatrie nur noch selten ausgeführt, weil die meisten Lösungen, mit zahlreichen Medikamenten und Kristalloiden gemischt, nur eine intravenöse Zufuhr erlauben. Es gibt aber immer noch Fälle, bei denen eine langsame Zufuhr erwünscht ist, „einfache Lösungen" genügen und schlechte Venenverhältnisse vorliegen. Hierbei sollte man sich wieder an diese einfache Form der Flüssigkeitszufuhr erinnern, bevor Venen freigelegt oder noch kompliziertere Wege beschritten werden.

Bei der subcutanen Infusion werden am besten gleichzeitig die Streckseiten beider Oberschenkel benutzt. Zusammen mit einem Lokalanaestheticum wird Hyaluronidase (Kinetin) injiziert und dann die langen Spezialkanülen unter die Haut in ganzer Länge eingestochen und fixiert. Auf diese Art lassen sich isotonische Salzlösungen, am besten aber 0,4% Kochsalz in Verbindung mit 2,5% Dextrose oder eine verdünnte kaliumhaltige Lösung, z. B. Darrowsche Lösung, zuführen. 5% Glucoselösung oder Lösungen ohne Elektrolyte sollen nicht subcutan infundiert werden, um nicht einen hämodynamischen Schock durch Natriumverlust hervorzurufen, da es bei Infusion großer Mengen elektrolytfreier Lösungen zu einer Diffusion extracellulärer Ionen in das so angelegte Wasserdepot unter der Haut kommen kann (DANOWSKI, BUTLER). Die Einlaufgeschwindigkeit wird über eine Tropfkugel mittels Schlauchklemme reguliert. Bei Erwachsenen können in jeden Oberschenkel bis zu 500 cm^3 gegeben werden.

Bei intravenösen Infusionen soll die Punktion nach Möglichkeit in der Mitte des Unterarmes erfolgen, weil hierdurch der Patient am wenigsten in seiner Beweglichkeit belästigt und ein Durchstechen der Vene durch die Kanüle verhindert wird. Bei richtiger Fixierung des Schlauches durch Schlingenbildung kann dabei der Arm ohne Schiene bequem ruhen und somit auch bei sitzenden Patienten fortgesetzt werden.

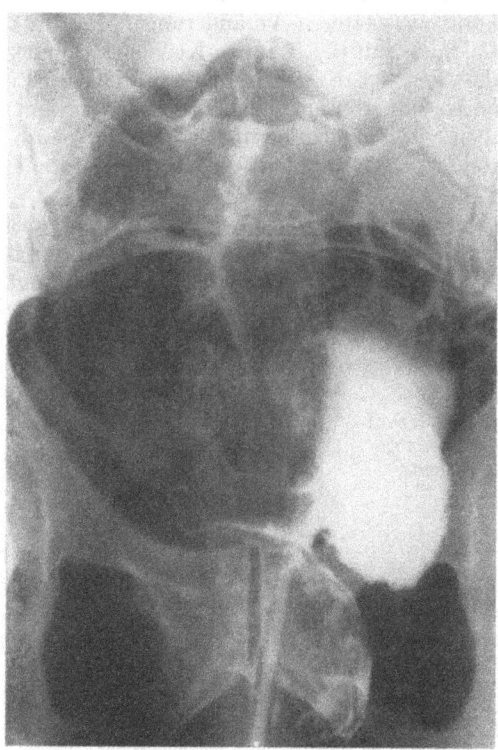

Abb. 25. Röntgenaufnahme des Rectums während rectaler Tropfinfusion von Marksscher Lösung, der ein wasserlösliches Kontrastmittel zugesetzt wurde. Aufnahme nach 60 min. Infusionsmenge 500 cm^3

Mußte zur Anlage eine Cubital-, Handrücken- oder Beinvene gewählt werden, ist die betreffende Extremität durch eine Schiene ruhigzustellen. Für Dauerinfusionen wird nach Ausführung einer Venaesectio routinemäßig ein Polyäthylenschlauch möglichst weit eingeführt und den Infusionslösungen Heparin (500 E pro 500 cm^3) zur Verhütung einer Thrombophlebitis zugesetzt. RICE berichtet über 349 Patienten, bei denen Katheter in dieser Form bis in die Vena cava eingeführt wurden und die Infusionen in einem Fall sogar über 46 Tage ohne Venenwandreizung einliefen. Es ist dabei erforderlich, den Katheter täglich etwas zurückzuziehen.

Von der Firma B. Braun, Melsungen, wurde ein Instrumentarium zur Einführung von Kunststoffkathetern ohne Venenfreilegung angegeben (Venoflex). Durch Einschalten eines Zweiwegehahnes ist es möglich, ein Venendruckmeßgerät anzuschließen.

Der Möglichkeit der **rectalen Infusion** von Zucker- und Salzlösungen wird vielerorts noch zu wenig Beachtung geschenkt. Ein dünner Katheter (Ch. 16—18) wird 10—15 cm in das Rectum eingeführt und von einem Irrigator über eine Tropfkugel die gewünschte Flüssigkeit infundiert. Verabfolgt man so 500 cm^3 innerhalb von 2—3 Std., treten keinerlei Beschwerden beim Patienten auf. Die gleiche Menge kann nach einigen Stunden erneut gegeben werden. Auch hier beschleunigt der Zusatz von Hyaluronidase die Resorption, und es werden auf diese Art alle Lösungen ohne Reizung der Mastdarmschleimhaut fast vollständig aufgenommen. Mit Hilfe von Na^{24} und K^{42} ließ sich von uns nachweisen, daß die im Rectum resorbierten Elektrolyte dem Organismus in gleicher Weise wie i. v. injizierte zur Verfügung stehen. Das verabfolgte K^{42} wurde bei gesunden Versuchspersonen zu 40—60%, Na^{24} zu 60—80% resorbiert. Bei exsikkierten Patienten und bei der postoperativen rectalen Gabe von Marksscher Lösung scheint die resorbierte Menge größer zu sein. Ausschlaggebend ist der Zeitpunkt der ersten Defäkation nach dem Tropfeinlauf, da die nicht resorbierten Elektrolyte zum überwiegenden Teil in dieser Stuhlportion ausgeschieden werden. Die Aufnahme von Kalium erfolgt etwas langsamer als die des Natriums. Für Bilanzstudien ist die Berücksichtigung des nicht aufgenommenen Anteiles erforderlich (OEFF und DOHRMANN). Um etwas über den Ort der Resorption aussagen zu können, wurden so angelegten Tropfeinläufen Kontrastmittel zugesetzt und im Abstand von 10—20 min Röntgenaufnahmen angefertigt (Abb. 25). Der Gipfel des Kontrastmittelschattens überschritt dabei nicht das Rectosigmoid.

b) Wasser- und Elektrolytlösungen

Die Verabfolgung von Wasser und Salzlösungen kann, den jeweiligen Bedürfnissen angepaßt, oral oder parenteral erfolgen. Sie dienen der Deckung der laufenden Flüssigkeits- und Elektrolytverluste oder dem Ausgleich eines Defizits. Besteht keine Kontraindikation durch Brechreiz, Saugdrainage im Magen oder Intestinum, durch obturierende Prozesse des Verdauungstraktes oder Erkrankungen bzw. Operationen, soll man immer versuchen, den Flüssigkeitsbedarf auf natürlichem Wege zu decken. Folgende Gesichtspunkte sind dabei zu beachten:

Bekommt der Kranke *Wasser oder Eis* zu trinken, besteht die Gefahr der Abwanderung extracellulärer Ionen durch Diffusion in den mit salzfreier Flüssigkeit angefüllten Magen. Diese können, sobald Erbrechen auftritt oder eine Saugdrainage (Dauersonde) angelegt wird, verlorengehen. Ist dabei eine Magenspülung beabsichtigt, so wird man besser eine 0,9%ige Kochsalzlösung benutzen. Einem Patienten, dem man prä- oder postoperativ neben ausreichender parenteraler Flüssigkeitszufuhr eine geringe Trinkmenge zur Behebung des Durstgefühls gestattet, kann Tee verordnet werden (z. B. Routinetherapie nach Magenresektion: 2. Tag postoperativ 3 stündlich 20 cm^3, 3. Tag 2 stündlich 20 cm^3, 4. Tag 1 stündlich 20 cm^3 und 5. Tag viermal 100 cm^3).

Bei der Gabe von Zuckerlösungen, die, um gleichzeitig Calorien zuzuführen, vorteilhaft durch eine Sonde oder dünnen Polyäthylenschlauch in den Magen verabfolgt werden, ist zu bedenken, daß sie ebenfalls elektrolytfrei sind und daß bei höherer Zuckerkonzentration als 10%, Wasser in den Magen diffundiert und Brechreiz auftritt. Fruchtsäfte werden hierbei besser vertragen und enthalten außerdem Vitamine und reichlich Kalium.

Milch ist eine „hypotonische Elektrolytlösung" mit Natrium, Kalium, Chlor und Phosphaten und kann durch Zusätze verschiedener Zucker, durch „Homogenisierung" oder auch als Magermilch besonders präpariert werden. Am besten ist eine Zubereitung aus Trockenmilchpulver.

Zur parenteralen Flüssigkeits- und Elektrolytersatztherapie werden vorwiegend die sog. physiologischen Lösungen benutzt.

Tabelle 7. *Zusammenstellung der*

Art der Lösung		g/1000 cm³	Na
I. Lösungen, die nur Wasser zuführen			
a) 5% Glucose		50,0	
b) 10% Glucose		100,0	
c) 20% Glucose		200,0	
II. Hypotone Lösungen			
a) Hypotone Kochsalzlösung	NaCl	4,5	77
in 2,5% Glucose	Glucose	25,0	
b) Gemischte hypotone Salzlösung in 5% Glucose	KCl	0,9	30
	K$_2$PO$_4$	0,3	
	NaCl	0,6	
	Na-Lactat	2,2	
	Glucose	50,0	
III. Isotone Lösungen			
a) Isotone Kochsalzlösung	NaCl	9,0	154
b) Markssche Lösung	KCl	2,0	145
	Glucose	50,0	
	NaCl	8,5	
c) Foxsche Lösung	NaCl	4,97	140
	KCl	0,746	
	CaCl$_2$	0,278	
	MgCl$_2$	0,143	
	NaHCO$_3$	4,610	
d) Isotonische Na-Lactatlösung (1,7%ig)	Na-Lactat	17,0	156
e) Ersatz der Magen-Darm-Sekrete			
1. Magen	NH$_4$Cl	3,75	63
	NaCl	3,7	
	KCl	1,3	
2. Darm	NaCl	5,1	138
	KCl	0,9	
	Na-Lactat	5,6	
f) Darrowsche Lösung	KCl	2,7	122
	NaCl	4,0	
	Na-Lactat	4,4	
g) K-reiche, Na-arme Lösung	KCl	30,0	72
	NaCl	42,0	
	K$_2$HPO$_4$	32,0	
	KH$_2$PO$_4$	7,0	
IV. Hypertone Lösungen			
a) NaCl, 3%ig		30,0	650
b) NaCl, 5%ig		50,0	850
V. Aminosäurelösungen			
a) Aminosol (3,3%ig)			50
b) Aminosol-Glucose (3,3%ig)			50
c) Aminosol-Glucose-Äthanol (3,3%ig)			50
VI. Kolloidlösungen			
a) Periston			154
b) Periston N			94
c) Macrodex			154
d) Macrodex, 10%ig			
e) Macrodex-Elektrolytlösung			140

Physiologische Lösungen streben die Isotonie mit dem Serum oder eine dem Serum ähnliche Zusammensetzung, die Ionie, an. Diese Zusammensetzung ist in der Klinik nur für subcutane Infusionen erforderlich, um Gewebsreizungen zu vermeiden. Bei intravenöser Verabreichung kommt es zu einer raschen Verdünnung, so daß bedeutende Abweichungen von der physiologischen Zusammensetzung auch

gebräuchlichsten Infusionslösungen

K meq/l	NH₄ meq/l	Cl	PO₄	Puffer	Mg	Cal/l	Wirkung
						200 400 800	Wasserzufuhr
		77				100	Wasserzufuhr
15		22	3	20		215	Wasserzufuhr
							Alkalisierung
27		154 172				200	
10		103		55	3		
				156			Gegen Acidose
17	70	150					Ansäuerung
12		100		50		36	Alkalisierung
35		104		53		38	Alkalisierung
82		112	42				Ansäuerung
						650 850	
						50 50 50	106 310 600	Zur Therapie des Eiweißmangels, bei negativer Stickstoffbilanz
5,7 5,7		162 104 154		0,05 0,05			
10		103	55	3			

ohne Hämolysegefahr möglich sind. Eine Infusionslösung ist definitionsgemäß mit dem Serum isotonisch, wenn sie die gleiche Gefrierpunktserniedrigung wie die Blutflüssigkeit aufweist. Eine Elektrolytinfusionslösung ist bei einer Gesamtkonzentration von etwa 310—330 mmol/l, eine Glucoselösung bei etwa 290 mmol/l isotonisch. Intravenös gegeben werden aber z. B. 20%ige Invertzuckerlösung (etwa 1110 mmol/l), 2—2¹/₂%ige Kochsalzlösung (513—769 mmol/l), Mischungen von 10%iger Glucose mit 3 g Kaliumchlorid und 4 g Kochsalz (772 mmol/l) gut vertragen. Hinsichtlich der ionalen Zusammensetzung ist die übliche 0,9%ige Kochsalzlösung „unphysiologisch". Sie enthält Natrium- und Chlorionen im Verhältnis 1:1, während diese Ionen im Serum ungefähr im Verhältnis von 1:0,7 vorliegen. Bei großen Infusionsmengen sowie bei beeinträchtigter Nierenfunktion kann daher die 0,9%ige NaCl-Lösung zur metabolischen Acidose führen. Auch andere sog. physiologische Lösungen weichen in ihrer Zusammensetzung von derjenigen des Blutserums zum Teil stark ab. Bei der Behandlung nierengesunder Personen ist dies belanglos, weil bei guter Ausscheidungs- und Konzentrationsfähigkeit die überflüssigen Ionen eliminiert und damit Verschiebungen der ionischen Zusammensetzung im extracellulären Raum verhindert werden.

Eine Zusammenstellung der gebräuchlichsten *Infusionslösungen* gibt Tab. 7, ihre Wirkung auf die einzelnen Flüssigkeitsräume Tab. 8.

Zuckerlösungen, meist 5- oder 10%ige Glucose, enthalten keine Elektrolyte. Sie liefern Calorien und verhindern hochkonzentriert (evtl. mit Zusatz von Alkohol) den Abbau körpereigenen Eiweißes und Fettes und damit die Bildung von Keto-Körpern. Ihre Anwendung empfiehlt sich prä- und postoperativ bei Herzkranken, Hypertonikern, bei renaler Insuffizienz und beim Bestehen von Ödemen. Anstelle von Glucose werden heute in zunehmendem Maße Fructose (Lävulose) und Invertzucker verwandt. Fructose wird schneller und insulinunabhängig zur Glykogensynthese verwertet und ist daher besonders für die Operationsvor- und -nachbehandlung von Diabetikern zu empfehlen. Zuckerlösungen geben nach ihrer Verwertung ihr Wasser in den intra- und extracellulären Raum ab. Sie eignen sich daher zur Behandlung der unkomplizierten Dehydratation. In anderen Fällen werden sie vorteilhaft mit Salzlösungen kombiniert. Glucose soll intravenös nur mit einer Maximalgeschwindigkeit von 0,5 g pro kg pro Std. infundiert werden, da sonst eine Glucosurie entsteht.

Salzlösungen. Die 0,9%-NaCl-Lösung war lange Jahre hindurch die „Standardlösung" und wird heute noch in vielen Krankenhäusern fast ausschließlich benutzt. Die Gefahren kritikloser und ausgedehnter Kochsalzinfusionen liegen, wie oben angedeutet, einmal in dem Überangebot an Chlorionen (hyperchlorämische meta-

Tabelle 8. *Wirkung von Infusionslösungen*

		Ort der Verteilung bei i.v. Gabe	Überdosierung	Unterdosierung
A	Blut, Plasma, Dextran und ähnliche isoonkotische Lösungen	intravasculär	Kreislaufüberlastg. (bei Blut evtl. Hämokonzentration)	Schock, Kollaps, „Hypovolumämie"
B	Isotonische Elektrolytlösungen	extracellulär, vorwiegend interstitieller Flüssigkeitsraum	vermehrtes interstitielles Flüssigkeitsvolumen, Ödeme	Wasser- und Salzmangel, „isotonische Dehydratation"
C	Lösungen mit metabolisierbaren Zusätzen (Zuckerlösungen, Aminosäuren usw.)	gleichmäßig über alle 3 Flüssigkeitsräume	Wasserintoxikation	reiner Wasserverlust, „hypotonische Dehydratation"
D	Infusionsgeschwindigkeit: isotonisch hypotonisch hypertonisch	600 cm³/Std. 250—400 cm³/Std. 200 cm³/Std.		

bolische Acidose), zum anderen in der Möglichkeit eines Überangebotes an Na-Ionen. Ihre Verabfolgung ist kontraindiziert bei der Behandlung eines exsikkotisch-acidotischen Zustandes und kann postoperativ (Na-Retention) bei Verabfolgung von NNR-Präparaten und bei der Behandlung eines diabetischen Komas zur sog. „NaCl-resistenten Elektrolyt-Wasserverarmung" und zur Verstärkung eines intracellulären Kaliumdefizites führen.

Es gibt aber auch Situationen, die Kochsalz in hypertonischer Form erfordern. Dies sind z. B. extracelluläre Na- und Cl-Mangelzustände durch größere Verluste von Verdauungssäften und Salzen bei der NNR-Insuffizienz und Polyurie.

Bei den *übrigen „physiologischen" Lösungen*, wie z. B. der Ringerschen Lösung, ist das Verhältnis von Na- und Cl-Ionen das gleiche wie in der gewöhnlichen Kochsalzlösung. Ihr Kaliumgehalt ist zu gering, um den täglichen Bedarf zu decken. Vielfach gebraucht werden auch eine Mischung von Traubenzucker-Kochsalz-Natriumlactat, sog. Ringer-Lactat, isotonisches Kochsalz-Natriumlactat nach BUTLER und DARROW und die von FOX und MARKS angegebenen Elektrolytlösungen. Die von TYRODE sowie RINGER-LOCKE benutzten Zusammensetzungen haben mehr für physiologisch-experimentelle Zwecke Bedeutung.

Für die **Behandlung einer metabolischen Alkalose oder Acidose** sind ebenfalls verschiedene Lösungen angegeben worden. Ihre Wirkung beruht auf der Verwertung des Kations oder Anions, wobei das gegensinnig geladene Ion zurückbleibt. Bei der Acidose werden Lactat- oder Bicarbonatlösungen angewandt, wobei dem Lactat wegen der leichteren Sterilisierbarkeit der Vorzug zu geben ist. Es wird in der Leber zu Glykogen umgewandelt. Eine metabolische Alkalose wird mit Ammoniumchlorid behandelt. Das Ammonium wird in der funktionstüchtigen Leber zu Harnstoff synthetisiert.

Für die **Therapie intracellulärer Elektrolytdefizite** sind Lösungen mit einem hohen Kaliumgehalt erforderlich, denen man vorteilhaft Glucose zusetzt. Gewöhnlich wird hierfür Kaliumchlorid benutzt. Es kann mit anderen Salzen kombiniert werden, wenn gleichzeitig ein extracellulärer Elektrolytmangel besteht. Bei einem intracellulären Kaliumdefizit wird besser kein NaCl zugesetzt, da theoretisch ein zu großes Natriumangebot die Hypokali verstärken könnte (Bunge-Effekt). Kaliumphosphat (bi- oder monobasisch) wird bei intracellulärem Kationen- oder Anionenmangel und Zuständen ohne metabolische Alkalose (Hunger, diabetische Ketose) empfohlen. Kaliumacetat ist bei einer Hypokaliämie in Verbindung mit metabolischer Acidose angezeigt, z. B. bei der Retention „fixer" Anionen (Chlor, Phosphat), bei der renalen tubulären Acidose mit Hyperchlorämie oder bei Kaliumverlusten durch chronische Niereninsuffizienz mit Phosphatretention.

Für die prä- und postoperative Routinetherapie hat sich bei uns seit 1952 bei mehr als 40000 Infusionen die von MARKS angegebene Lösung bewährt (s. Tab. 7).

Für die Zufuhr größerer Kaliummengen sind konzentrierte KCl- oder Kaliumacetatlösungen vorrätig zu halten, die in der gewünschten Menge einer „Standard"- oder selbst zusammengestellten Infusionslösung zugesetzt werden können. Wir gebrauchen eine konzentrierte Kaliumchloridlösung mit 15,0 KCl in 200,0 Aqua dest., davon enthalten 1 cm³ 1 meq K⁺.

Bei der Substitutionsbehandlung mit K-haltigen Lösungen müssen folgende Punkte beachtet werden:

1. Sie können erst gegeben werden, wenn eine genügende Urinausscheidung vorliegt.

2. Bei der Anurie ist jegliche Kaliumzufuhr zu unterlassen.

3. Schwerkranken Patienten darf es nur verabfolgt werden, wenn gleichzeitig auch der übrige Wasser- und Elektrolytbestand normalisiert wird.

4. Postoperativ ist große Vorsicht bei den Patienten zu beachten, bei denen aus der Anamnese eine Störung der Nierenfunktion bekannt ist.

5. In komplizierten Fällen sind die tägliche Bestimmung des Kaliumgehaltes im Blut und Urin und EKG-Kontrollen erforderlich.

6. Die intravenöse Infusion darf nicht zu schnell erfolgen.

Tabelle 9. *Maximale Einlaufgeschwindigkeit beim i.v. Flüssigkeitsersatz mit Kaliumlösungen*

Kalium pro 1000 cm³	Dauer Std.	Tropfenfolge Tr./min
10—30 meq (0,4—1,2 g)	4	80
40—50 meq (1,6—2,0 g)	6	60
60—70 meq (2,4—2,8 g)	8	40

Die ersten Anzeichen von Herzstörungen sollen nach LE QUESNE beim Anstieg des Serumkaliums über 7 meq/l auftreten. Dagegen fand DIETRICH auch bei einem Plasmawert von 10 meq/l noch keine ernstlichen Veränderungen im EKG. Beim Anstieg des Serumkaliumspiegels auf 14—15 meq/l wurde von SOMERVILL Herztod beobachtet. Aus diesen Gründen wird von vielen Autoren angegeben, daß Lösungen für die Kaliumersatztherapie nicht mehr als 30—35 meq/l enthalten sollen. Die Maximaldosis pro Tag bei der Ersatztherapie beträgt 3 meq (0,22 g KCl) pro kg Körpergewicht.

Bei erhaltener Diurese und bei intakter NNR-Funktion beruht eine mögliche Toxicität nicht nur auf der im Verlauf von 24 Std. verabreichten Gesamtmenge, sondern liegt an der Schnelligkeit der intravenösen Zufuhr. Beim Erwachsenen sollen gewöhnlich nicht mehr als 20 meq (782 mg) pro Std. infundiert werden. Bei schneller Gabe von 2 meq K^{42} innerhalb von 60 sec i. v. konnten bei eigenen Untersuchungen keine Veränderungen im gleichzeitig angefertigten EKG beobachtet werden. 2 min nach Injektion waren im Plasma durchschnittlich nur noch 3% der Dosis vorhanden (siehe Abbildung 10). ESSELLIER und JEANNERET empfehlen bei der Benutzung einer Infusionslösung, die 30 meq Kalium enthält, eine Tropfenfolge von 83 Tropfen in der Minute. Einen Anhalt für die Infusionsgeschwindigkeit gibt die Tab. 9.

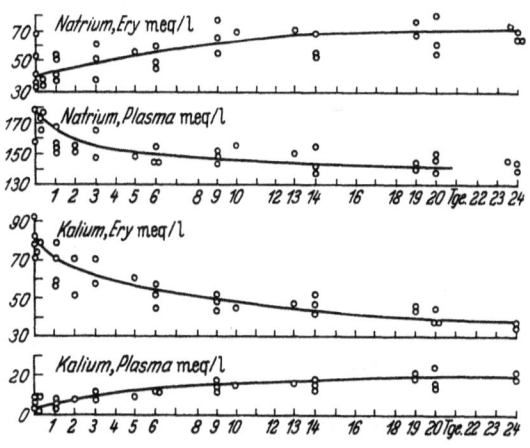

Abb. 26. Verschiebungen der Plasmaelektrolyte und Elektrolytkonzentration in den Erythrocyten der Blutkonserven in Abhängigkeit von der Lagerungsdauer

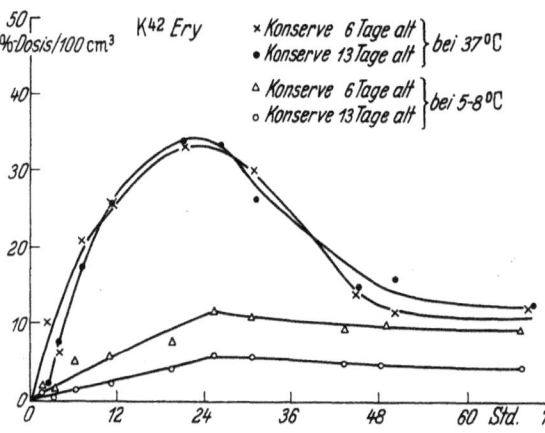

Abb. 27. K^{42}-Eintritt in die Erythrocyten von Blutkonserven, die bei einer Kühlschranktemperatur (5—8° C) aufbewahrt wurden und solchen, die nach gleicher Lagerung auf 37° aufgewärmt wurden.

Bei der Aufstellung von Bilanzen, besonders aber während der Behandlung einer Anurie, muß daran gedacht werden, daß der Kaliumgehalt im Plasma von Blutkonserven — auch bei sachgemäßer Aufbewahrung im Kühlschrank — mit zunehmender Lagerungsdauer ansteigt (Abb. 26). Mit radioaktivem Kalium ließ sich nachweisen, daß dieser Kaliumaustritt aus den Erythrocyten temperaturabhängig und reversibel ist. Wird eine Konserve, die bei 5° C aufbewahrt wird, auf 37° C erwärmt, tritt ein Großteil des Kaliums aus dem Plasma wieder in die Zelle zurück (Abb. 27).

c) Berechnung des Wasser- und Elektrolytbedarfes

Wird ein Patient mit sicheren Zeichen des Wasser- und Salzmangels in die Klinik eingeliefert, sind im Hinblick auf die Flüssigkeitsersatztherapie folgende Punkte von Bedeutung:

a) „Normalgewicht",
b) Dauer einer mangelhaften Nahrungsaufnahme,
c) Durstgefühl,
d) Auftreten pathologischer Flüssigkeitsverluste (Erbrechen, Durchfälle, Schwitzen usw.),
e) Urinausscheidung und Häufigkeit des Wasserlassens.

Die Untersuchung hat neben der Erhebung des Allgemein- und Lokalbefundes zur weiteren Beurteilung des Wasser- und Elektrolytstatus in Körpergewichtsbestimmung, Blutdruckmessung und Prüfung des Gewebsturgors zu bestehen.

Sichtbare Zeichen der Dehydratation treten erst bei einem Flüssigkeitsverlust von mehr als 5% des Körpergewichtes auf.

Für die **Behandlung** kann eine Einteilung der Patienten in 3 Gruppen vorgenommen werden:

1. Flüssigkeitsersatz von 4% des Körpergewichtes, wenn durch Erbrechen oder starke Durchfälle Verluste aufgetreten sind, ein Defizit äußerlich aber nicht in Erscheinung tritt.

2. Flüssigkeitszufuhr von 5% des Körpergewichtes bei Patienten mit sicheren klinischen Anzeichen der Dehydratation.

3. Mindestens 6% des Körpergewichtes, wenn eine ernste und auffällige Austrocknung besteht.

Beispiel

Einem Kranken von etwa 50 kg Gewicht, der angibt, daß er seit einigen Tagen keine Nahrung mehr zu sich nehmen kann und seit 2 Tagen alles erbricht (z. B. dekompensierte Pylorusstenose), müßten 2500 cm³ Flüssigkeit zugeführt werden (5% von 50 kg). Hat dieser Patient eine Magen-Dauersonde gelegt bekommen, aus der innerhalb von 12 Std. 1110 cm³ abgesaugt wurden, so ist auch diese Menge zu ergänzen. Rechnen wir alle Faktoren zusammen:

$$
\begin{array}{ll}
\text{5\% von 50 kg} \dots \dots \dots \dots & 2500 \text{ cm}^3 \\
\text{Urinausscheidung in 12 Std.} \dots & 400 \text{ cm}^3 \\
\text{insensibler Verlust in 12 Std.} \dots & 500 \text{ cm}^3 \\
\text{Verlust durch Magensonde} \dots \dots & \underline{1100 \text{ cm}^3} \\
\text{insgesamt} & 4500 \text{ cm}^3
\end{array}
$$

Diese Flüssigkeitsmenge stellt das errechnete Defizit dar, das natürlich nicht sofort ersetzt werden kann. Der Ausgleich wird sich unter weiterer Kontrolle und Berechnung über einige Tage ausdehnen müssen. Normalerweise sollen pro Tag nicht mehr als 3000 cm³ infundiert werden. Ist ausnahmsweise eine größere Flüssigkeitszufuhr erforderlich, so müssen mehrmals am Tag Hämatokrit, Urinausscheidung, spezifisches Gewicht des Urins, Venendruck (Anstieg des Venendruckes ohne gleichzeitige Blutdrucksteigerung bedeutet Rechtsinsuffizienz des Herzens) und das Verhalten des Patienten auf diese Flüssigkeitszufuhr hin kontrolliert werden (Auskultation der Lunge — Lungenödem?).

Das Chlor- und Natriumdefizit kann aus der Na- und Cl-Konzentration des Serums errechnet werden.

Ausgleich des Chlordefizites. Die extracelluläre Flüssigkeit beträgt etwa 20% des Körpergewichtes. Ihr Hauptanion ist das Chlor, das interstitiell und intravasal in annähernd gleicher Konzentration vorliegt. Wenn der normale Plasma-Cl-Gehalt mit durchschnittlich 103 meq/l angenommen wird, sind 20% des Körpergewichtes mal 103 Cl-Ionen im extracellulären Raum enthalten. Bestimmen wir das Chlor im Serum der erkrankten Person, kann somit das Defizit nach folgender Formel festgestellt werden:

$$\frac{\text{Körpergewicht (kg)}}{5} \times (103 \text{ minus Pat.-Cl meq/l}) = \text{Cl-Defizit}.$$

Es hat sich bewährt, für die Ersatztherapie auch die Flüssigkeitsmenge, die dem Patienten zugeführt werden soll, mit in Rechnung zu stellen. Normalerweise beträgt das Gesamtwasser 60% des Körpergewichtes, die extracelluläre Flüssigkeit davon etwa ein Drittel. Es wird daher auch ein Drittel der zugeführten Flüssigkeit, die das Gesamtwasserdefizit ergänzt, in den extracellulären Raum gelangen und ihn um diesen Anteil vergrößern. Bei ausgeglichener Wasserbilanz wäre die nach obiger Rechnung bestimmte Chlorersatzmenge damit zu klein. Nach STEWART u. Mitarb. muß deshalb noch das kalkulierte Wasserdefizit durch 3 dividiert und mit 103 multipliziert werden. Die korrigierte Formel lautet dann:

$$\frac{\text{Körpergewicht (kg)}}{5} \times (103 \text{ minus Pat.-Cl meq/l})$$
$$+ \frac{\text{Infusionslösung (Liter)}}{3} \times 103 = \text{Cl-Ersatz (meq)}.$$

Ferner ist zu berücksichtigen, daß auch die Chlorverluste, die durch Absaugung des Mageninhaltes entstehen, ersetzt werden müssen. Kann der Chloridgehalt des Mageninhaltes nicht sofort bestimmt werden, kann dafür der durchschnittliche Wert des Magensaftes aus der Tab. 3 (90 meq Cl/l) eingesetzt werden.

Der Gesamtchloridersatz setzt sich somit zusammen aus dem nach der Formel errechneten Defizit + Chlorgehalt pathologischer Verluste.

Unter Benutzung des zuvor angeführten Beispieles, des 50 kg schweren Patienten, bei dem 4500 cm³ Flüssigkeit (2500 cm³ Wasserdefizit und 2000 cm³ als Ersatz der Verluste während der ersten 12 Std. der Behandlung) ergänzt werden müssen, ergibt sich bei einem festgestellten Plasmachlorgehalt von 87 meq/l folgende Rechnung:

$$\frac{50}{5} \times (103 - 87) + \frac{4{,}5}{3} \times 103 = 314 \text{ meq Cl}.$$

Bei Berücksichtigung des Verlustes von 1100 cm³ durch die Magensonde mit 90 meq Cl/l ergibt dies $90 \times 1{,}1 = 99$ meq, die den 314 meq hinzugefügt werden müssen. Der Patient müßte also während der Ersatzperiode insgesamt 413 meq Cl erhalten.

Die Überlegungen bei der Errechnung des **Natriumdefizites** sind die gleichen wie beim Chlorersatz. Setzen wir in die so erhaltene Formel die Normalwerte von Natrium im Plasma = 142 meq/l, einen festgestellten Gehalt von 133 meq/l und als Ergebnis der Magensaftuntersuchung 60 meq/l ein, würde die Formel lauten:

$$\frac{50}{5} \times (142 - 133) + \frac{4{,}5}{3} \times 142 = 303 \text{ meq Na-Defizit}$$
$$\text{plus } 1{,}1 \times 60 = \underline{66 \text{ meq Na-Verlust}}$$
$$ 369 \text{ meq Na-Ersatz}$$

Die Bestimmung des **Kaliumdefizites** läßt sich nicht mit Hilfe von Formeln errechnen. Bei ausgetrockneten Patienten sind täglich etwa 40 meq zuzuführen, dazu die in pathologischen Verlusten festgestellten Mengen (z. B. Magensaft etwa 15 meq/l).

Berechnung des Wasser- und Elektrolytbedarfes

In dem oben angeführten Beispiel müßten etwa zum Ausgleich des in den letzten beiden Tagen vor der Aufnahme entstandenen Defizites 2×40 meq $= 80$ meq, dazu die Menge in 1,1 l Magensaft $= 15$ meq, zusammen also 135 meq Kalium substituiert werden.
Der Patient müßte demnach erhalten: 369 meq Na, 413 meq Cl und 136 meq K in 4500 cm³ Flüssigkeit.
Man würde etwa folgenden Infusionsplan aufstellen:

Na	K	Cl		
145	27	172	: 1000 cm³ Markssche Lösung	Urinausscheidung abwarten
78	—	—	: 1500 cm³ isotonisches Na-Lactat	
—	40	40	: 1000 cm³ 5% Glucose mit Zusatz von 40 cm³ konzentr. KCl-Lösung (= 40 meq K)	
145	27	172	: 1000 cm³ Markssche Lösung	
—	40	40	: 1000 cm³ 5% Glucose mit 40 meq K	(wie oben)
368	134	424	das ergibt 4500 cm³ Flüssigkeit mit 368 meq Na, 424 meq Cl und 134 meq K	

Infusionsdauer etwa 36 Std., teils rectal, vorwiegend i. v.
Infusionsgeschwindigkeit 30—35 Tropfen/min
Aufstellung einer Bilanz — neue Berechnung.

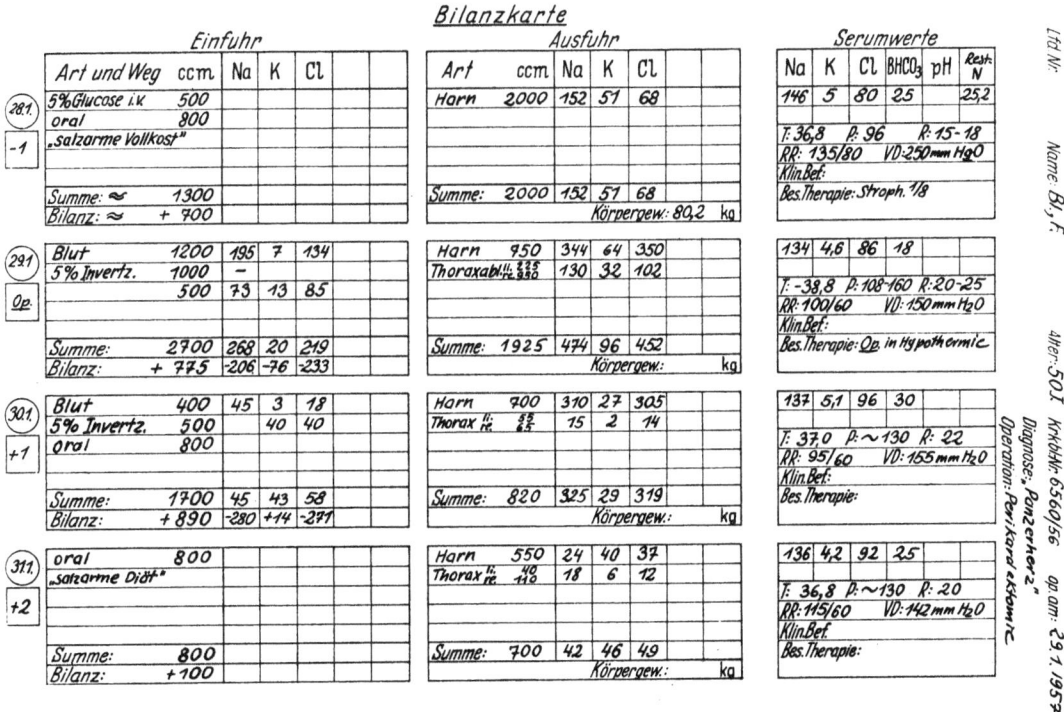

Abb. 28. Bilanzkarte der Chir. Univ.-Klinik Berlin: Patient Bl., F. 50 J. Perikardektomie bei Panzerherz

Für die exakte Bestimmung des Wasser- und Elektrolyt-„Status" und Berechnung von Menge und Zusammensetzung der zu verabfolgenden Flüssigkeiten und Salze ist für eine „gezielte Substitutionsbehandlung" die Führung einer *Bilanzkarte* am Krankenbett erforderlich (Abb. 28). In diese Karte wird täglich der Gehalt an Na, Cl, K usw. aus Plasma, Urin und extrarenalen Verlusten eingetragen und nach Messung der zugeführten und ausgeschiedenen Volumina die Bilanz[1] errechnet. Zusammen mit der Einzeichnung weiterer wichtiger klinischer und Laboratoriumsbefunde läßt sich hieraus die einzuschlagende Therapie bestimmen. Ferner ist die Anfertigung von Ionogrammen empfehlenswert. Zusammen mit dem p_H läßt sich aus dem „Standardbicarbonatgehalt" des arteriellen Blutes eine Aussage über die Stoffwechsellage — normal, kompensiert, metabolische oder respiratorische Acidose bzw. Alkalose — machen.

Bei einer *„vereinfachten" Bilanzierung* kann folgendermaßen vorgegangen werden:

1. Einfuhr messen und aus der Tab. 7 den Elektrolytgehalt der Lösungen notieren,
2. Ausfuhr messen und aus der Tab. 3 den in den einzelnen Sekreten enthaltenen Elektrolytgehalt bestimmen.

Dann wird wie bei der oben angeführten Bilanz täglich das Verhältnis von Ausfuhr zur Einfuhr bestimmt und daraufhin die Therapie festgelegt.

Beispiel

Behelfsmäßige Aufstellung einer Elektrolytbilanz ohne chemische Bestimmung der Verluste.

A. Urinausscheidung.

Urinmenge × 80 = Cl-Verlust (meq/l)
Urinmenge × 65 = Na-Verlust (meq/l)
Urinmenge × 40 = K-Verlust (meq/l).

B. Insensibler Verlust.

1000 cm³ H_2O und 0 meq NaCl, wenn kein Fieber oder Schwitzen.
Bis 1500 cm³ H_2O und 40 meq NaCl, wenn Fieber und sichtbares Schwitzen.
2000 cm³ H_2O und 80 meq NaCl, bei starkem Schwitzen, das einen Wechsel der Bettwäsche erforderlich macht.

C. Magenableitung.

Menge × 85 = Cl-Verlust/l
Menge × 60 = Na-Verlust/l
Menge × 15 = K-Verlust/l.

D: Bei der Absaugung anderer Intestinalsekrete ist der aus der Tab. 3 zu entnehmende Elektrolytgehalt einzusetzen.

Als allgemeine Richtlinie für die Flüssigkeitszufuhr gilt:

1. Ersatz von täglich 1500 cm³ für Urinverluste.
2. Ersatz von 1000 cm³ täglich für insensible Verluste.

Für genaue Stoffwechseluntersuchungen und zur vollständigen Bestimmung der Ein- und Ausfuhrbilanz bei der prä- und postoperativen parenteralen Flüssigkeitstherapie sind fortlaufende Kontrollen des Körpergewichtes erforderlich. Sie sind unbedingt notwendig während dialysierender Maßnahmen, insbesondere vor und nach der Anwendung einer sog. künstlichen Niere sowie Operationen mit Hilfe des extrakorporalen Kreislaufes („Herz-Lungen-Maschine"). Um den Patienten dabei auch im Bett wiegen zu können, haben wir uns eine Präzisionskrankenwaage herstellen lassen, die es ermöglicht, exakte Wägungen zwischen 0,010 und 300,0 kg vorzunehmen (Abb. 29).

Therapieplan. Nach der Klinikaufnahme und der ersten Untersuchung des Patienten wird sofort eine Straußsche Kanüle oder ein Polyäthylenschlauch in eine Vene eingeführt. Bei dieser Venenpunktion wird Blut zur Bestimmung des Chlor-, Natrium- und Kaliumgehaltes und des Hämatokrits entnommen. Zur

---

[1] Flüssigkeitszufuhr minus (Ausscheidung + Verluste).

Messung des Gesamt-CO_2, des pCO_2 und des Standardbicarbonates ist es besser, eine Arterie zu punktieren. Anschließend wird eine 5%ige Glucoselösung mit evtl. Zusatz von Herz- und Kreislaufmitteln infundiert. Zwischen die Traubenzuckerlösung und die Nadel kann ein Druckmeßgerät zur Bestimmung des Venendruckes angeschlossen werden (Glasrohr mit Infusionslösung füllen, Weg zur Vene öffnen und den Druck ablesen, sobald keine Flüssigkeit mehr in die Vene abfließt).

Bei ernstlich exsiccierten Patienten soll ein Dauerkatheter eingelegt werden und die ausgeschiedene Harnmenge sowie ihr spezifisches Gewicht in Abständen von 1 Std. gemessen werden. Ein Abfall des spezifischen Gewichtes des Harns während der Zeit der Flüssigkeitszufuhr, verbunden mit einem Anstieg des Urinvolumens, zeigt, daß das Wasserdefizit durch die Infusion ausgeglichen wird. Zu bedenken ist dabei jedoch, daß ein ausgetrockneter Patient nicht unbedingt die i. v. zugeführte Flüssigkeit behalten muß, und zwar, wenn extracellulär Natriumverluste bestehen. Wird in solch einem Fall eine hochprozentige, d. h. mehr als 5%ige Glucoselösung infundiert, kann es zu einer osmotischen Diurese kommen, die den Wassermangel noch erhöht (Urinkontrolle). In ernsten Fällen soll der Katheter liegenbleiben und stündlich die Menge und das spezifische Gewicht bestimmt werden. Sekrete aus Magen, Sonden oder andere Verluste werden

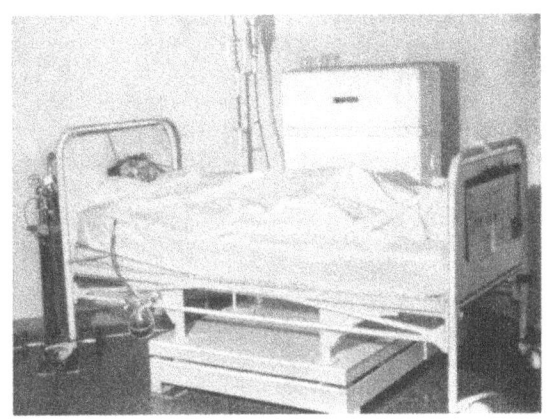

Abb. 29. Präzisionskrankenwaage mit Sicherheitsdruckwerk. Wiegeumfang: 0,010—300,0 kg. Genauigkeit: ± 5 g. Hersteller: Berliner Industriewaagenfabrik

gemessen und ihr Elektrolytgehalt bestimmt. Sobald die Laboratoriumsbefunde vorliegen, wird mit der Zufuhr der speziellen Substitutionslösung begonnen, während bis dahin nur 5%iger Traubenzucker eingelaufen ist. Ist die Gesamtmenge festgelegt, muß noch die Tropfenfolge errechnet werden, um in der bestimmten Zeiteinheit auch die gewünschte Menge einlaufen zu lassen.

Es sind bei „Normaltropfkugel":

$$15 \text{ Tropfen} = 1 \text{ cm}^3$$

$$15 \text{ Tropfen/min} = 60 \text{ cm}^3/\text{Std.}$$

$$\frac{\text{Tropfenzahl/min}}{4} = \text{cm}^3/\text{Std.}$$

$$\frac{\text{Anzahl der gewünschten cm}^3 \times 15}{\text{Anzahl der gewünschten Std.} \times 60} = \text{Tropfen/min}$$

$$\boxed{\frac{\text{cm}^3}{\text{Std.} \times 4} = \text{Tropfen/min}[1]}$$

Beispiel: Sollen 1000 cm³ in 5 Std. einlaufen, so ist die Tropfenfolge auf 50 pro min zu regulieren.

---

[1] Bei einer Tropfkugel mit 20 Tropfen = 1 cm³, statt Std. ×4 ist Std. × 3 einzusetzen usw.

Bei der Zufuhr großer Flüssigkeitsmengen ist die Kontrolle der Urinausscheidung wichtig. Hat diese in der Stunde 50 cm³ erreicht und hält sich für 1 oder 2 Std. in diesem Bereich, muß der Hämatokrit bestimmt und mit dem Anfangswert verglichen werden. Liegt ein Abfall unter 40 vor, ist zu überlegen, ob man dem Patienten nicht besser Blut zuführt.

Bei ausgedehnten oder schnellen Infusionen, mehr als 500 cm³/Std., und bei Patienten mit einem Herzfehler soll stündlich der Venendruck gemessen werden. — Nimmt der venöse Druck vor dem arteriellen zu, zeigt dies, daß das Herz nicht, wie normal, mit einem vermehrten Schlagvolumen antwortet. Wenn weder der arterielle noch der venöse Druck während großer Infusionen ansteigt, liegt wahrscheinlich eine Blutung vor (periphere Vasoconstriction mit kalten cyanotischen Extremitäten). Bei einer Erhöhung des Venendruckes auf 25 cm Wasser ist die Einlaufgeschwindigkeit zu drosseln oder die Infusion zu unterbrechen, bis der Druck wieder zu normalen Werten zurückgegangen ist.

Die Untersuchung des Elektrolytgehaltes im Blut und in den Exkreten wird im weiteren Verlauf täglich morgens zur gleichen Zeit vorgenommen und die Ergebnisse in eine Bilanzkarte eingetragen.

Reihenfolge und Zusammensetzung der Infusionslösungen sind oft entscheidend. Dabei ist es zweckmäßig, Elektrolytlösungen mit solchen, die nur Wasser und Zucker enthalten, abzuwechseln. Es ist besser, etwas weniger zu infundieren und ein Defizit nur langsam auszugleichen, da die Gefahren einer Übertransfusion schwerwiegender sind.

Eine reine *Wasserintoxikation* ist zwar selten zu beobachten, sie kann jedoch auftreten, wenn eine ausgedehnte intravenöse Zufuhr von Flüssigkeit beim Bestehen einer Nierenstörung fortgesetzt wird. Es ist aber auch möglich, eine Wasserüberladung während der ersten 18—36 Std. nach der Operation herbeizuführen, da während dieser Zeit die Nieren noch nicht die Fähigkeit haben, genügend Urin zu bilden.

Ein *Exzeß mit Kochsalz* führt zu einer Vergrößerung des extracellulären Flüssigkeitsraumes und trifft hier sowohl den interstitiellen wie den intravasculären Anteil. Die Folgen sind Lungenödem, Ödeme im Bereich der Wunde, Anstieg des venösen Druckes und schließlich die Ausbildung von Anasarka, Ascites und Herzversagen. Untersucht man in solchen Fällen das Blut, so zeigt sich eine Blutverdünnung mit erniedrigtem Hämoglobin, Hämatokrit und Plasmaprotein und möglicherweise angestiegenem Elektrolytgehalt. Die Gefahren der Ödembildung werden noch verstärkt, wenn ein Eiweißdefizit vorhanden ist. In diesen Fällen sind Plasmatransfusionen zu verabfolgen, um wieder eine normale Ausdehnung des extracellulären Flüssigkeitsraumes zu erzielen.

d) Behandlung bei Sonderfällen

Oligurie — Anurie. Zu den gefürchtetsten Krankheitsbildern gehört die Oligurie oder das mehr oder weniger plötzliche vollständige Sistieren der Harnausscheidung — die Anurie. Grundsätzlich können hierzu

1. prärenal = Zirkulationsstörungen,
2. renal = Nierenversagen und
3. postrenal = ein Hindernis in den ableitenden Harnwegen

führen.

Steht man dem Problem des drohenden oder erfolgten akuten Nierenversagens gegenüber, ist zu bedenken, ob nicht ein „vermeidbarer Fehler" begangen wurde.

Dies sind:

1. Nichtbeachtung von Erkrankungen der Nieren und ableitenden Harnwege in der Anamnese und deren Untersuchung durch präoperative Bestimmung der

Flüssigkeitsein- und -ausfuhr (Volhardscher Wasserversuch, Prüfung der Funktionstüchtigkeit der anderen Niere bei bestehendem Schaden einer Niere, Nachweis von Konkrementen usw.).

2. Ureterläsion oder -ligatur während der Operation, Abflußbehinderung durch ausgedehnte retroperitoneale Hämatome.

3. Versehentliche Infusion von destilliertem Wasser oder seine Verwendung als Spülflüssigkeit während einer transurethralen Prostataresektion (Hämolyse), Transfusion unverträglichen Blutes.

4. Nichtbeachtung einer zirkulatorischen Insuffizienz durch Herz- und Kreislaufversagen, Blut- oder Plasmaverluste oder durch ein Wasser- und Elektrolytdefizit (Dehydratation).

5. Schädigung durch Quecksilberdiuretica, Wismut, Sulfonamide usw.

6. Unterlassung der Behandlung einer akuten Pyelonephritis.

Die klinischen Erscheinungen des „Nierenversagens" weisen graduelle Unterschiede auf.

Man unterscheidet:

A: Oligurische Phase. Harnmenge 50—150 cm³/Tag. Sie besteht relativ häufig während der ersten 24—48 Std. nach der Operation.

B: Komplette Anurie. Harnmenge = 0 cm³. Manchmal lassen sich hierbei durch den Katheter wenige cm³ Urin gewinnen, dieser enthält dann meist Eiweiß, Erythrocyten, Cylinder, hat ein niedriges spezifisches Gewicht und freies Hämoglobin bei intravasaler Hämolyse.

C: Die *polyurische Phase.* 3—6 l Harn/Tag. Sie beginnt mit mehr oder weniger schneller Zunahme der Urinausscheidung, die reichlich Elektrolyte enthält.

Zu den oben angeführten „sekundär" ausgelösten Ursachen der hochgradigen Oligurie oder Anurie kommt das Krankheitsbild der sog. akuten tubulären Nekrose (BULL). Es stellt die häufigste Form des plötzlichen Nierenversagens dar und wurde zuerst durch BYWATERS beschrieben und später von LUCKÉ als "lower nephron nephrosis" bezeichnet.

Die Gründe derartiger Tubulusschädigungen sind z. T. die gleichen, wie sie oben unter Punkt 3—6 angeführt wurden. Hinzu kommen Intoxikationen verschiedenster Genese sowie sog. „Crush-Faktoren" als Folge von Gewebszerfall. Funktionell betrachtet, besteht bei der „tubulären Nekrose" eine vollständige Unfähigkeit der „fakultativen Rückresorption" von Wasser und Salzen. Das ganze Glomerulusfiltrat gelangt wieder in die Blutbahn. Nach OLIVER ist die Schädigung über das ganze Nephron ausgedehnt und nur selten auf die distalen Anteile beschränkt. Man unterscheidet: 1. Schädigungen besonders der proximalen Abschnitte durch Nephrotoxine, hierbei sind gewöhnlich alle Tubuli betroffen, die Grundmembran bleibt intakt. 2. Defekte durch Ischämie, die zur Zerstörung des Tubulusepithels einschließlich Grundmembran, zur sog. „Tubulorhexis", führen. Hierbei tritt das Glomerulusfiltrat durch die zerrissenen Tubuli in das interstitielle Gewebe. Es kommt zur Ödembildung. Die Läsionen sind meist unregelmäßig verteilt, einzelne Nephrone bleiben unbetroffen. Es ist klar, daß derartige Schädigungen Zeit für die Regeneration benötigen und sich alle therapeutischen Anstrengungen besser gegen ihre Verhütung als auf eine unnütze „Anfeuerung" der Niere richten sollen. Hat sich die Niere wieder erholt, so besteht in der polyurischen Phase eine Konzentrationsschwäche, so daß ein „isosthenurischer Urin" ausgeschieden wird (1010 entspricht etwa dem spezifischen Gewicht von Plasma und Glomerulusfiltrat).

Beim Verdacht auf eine Störung, wie sie unter Punkt 1 oder 2 oben angeführt wurde, kann eine Abdomenübersichtsaufnahme das Vorhandensein von Steinen aufdecken. Erkennt man doppelseitige kleine geschrumpfte Nieren, spricht dies für eine Oligurie als Endresultat eines chronischen Prozesses, während große, jedoch normalkonfigurierte Nieren charakteristisch für ein akutes Nierenversagen sind. Ferner kann in diesen Fällen durch vorsichtigen Katheterismus eines Ureters ein Stopp festgestellt werden, während die Anfertigung eines retrograden Pyelogrammes allgemein als kontraindiziert gilt.

Die Therapie der akuten Anurie oder hochgradigen Oligurie ist nicht leicht, und in vielen Fällen tritt dennoch am 10.—12. Tage der Tod ein. Seit den Untersuchungen von STRAUSS (1948) kann man annehmen, daß der Exitus durch eine auch im EKG nachweisbare Kaliumintoxikation bei einem Serumkaliumspiegel von etwa 14—16 meq/l eintritt. Es ist daher eines der wichtigsten therapeutischen Ziele, der Entstehung einer Hyperkaliämie vorzubeugen. In zweiter Linie muß man versuchen, den Anstieg der Rest-N-Werte durch Eindämmung des Eiweißkatabolismus zu verhindern. Dies kann durch Zufuhr von Calorien in Form von Kohlenhydrat oder Fett geschehen. Sie beugen der Oxydation von körpereigenem Eiweiß vor, die sonst nötig wäre, um den Energieansprüchen des Körpers zu genügen. Auch darf man nicht vergessen, daß beim Eiweißabbau Kalium freigesetzt wird. Die Behandlung der übrigen aufgezählten Ursachen besteht neben einer antibiotischen Therapie und Herz- und Kreislaufstützung in einer genau berechneten Flüssigkeits- und Calorienzufuhr:

1. Täglich maximal 1000 cm^3 Flüssigkeit,

2. keine Elektrolyte (mit Ausnahme bei abnormen Verlusten und den später noch angeführten Indikationen),

3. Zufuhr von täglich 2500 Calorien (Zucker und Fette, kein Eiweiß!).

Diese Maßnahmen beugen der Austrocknung vor und reduzieren den Gewebszerfall auf ein Minimum.

Geht die Anurie bzw. Oligurie in der Erholungsphase in eine *Polyurie* über, muß die Zufuhr von Flüssigkeit dem ansteigenden Verlust durch den Harn angepaßt werden. Ferner muß der Salzgehalt des Urins bestimmt werden, um adäquate Mengen wieder zuführen zu können. Hierbei tritt besonders ein erheblicher Kaliumverlust ein.

Die sorgfältige und exakte Behandlung während dieser Phase ist genauso wichtig wie die Überwachung in der Phase der Oligurie oder Anurie. Bilanzkurven, tägliche Körpergewichtskontrolle, EKG und klinische Fahndung nach Durst, Lethargie, Hypotension und Kreislaufkollaps müssen so lange fortgesetzt werden, bis sich die Nierenfunktion normalisiert hat.

Kompliziert wird die Behandlung, wenn eine orale Nahrungsaufnahme unmöglich ist. Es ist z. Z. noch schwierig, auf intravenösem oder rectalem Wege eine ausreichende Calorienzufuhr zu gewährleisten. Die Verabfolgung von i. v. Fettlösungen wäre wünschenswert, doch stehen diese Lösungen noch nicht überall in geeigneter Form zur Verfügung. Eigene Erfahrungen mit einer amerikanischen 15% Fett-Emulsion ergaben bisher gute Ergebnisse. Meist muß man daher versuchen, durch Zufuhr von hochprozentigem Zucker und durch Zusatz von Alkohol den Minimalbedarf zu decken.

Bei den häufiger auftretenden leichten Funktionsstörungen besteht die Behandlung in kontrollierter Flüssigkeitszufuhr in Abhängigkeit von der Menge und Konzentration des ausgeschiedenen Urins. Eine ernst zu nehmende Oligurie besteht, wenn bei genügender Flüssigkeitszufuhr die tägliche Urinausscheidung nur 200—300 cm^3 beträgt. Oft ist es auch erforderlich, die Tages- und Nachtmengen getrennt zu untersuchen. Das Auftreten einer Nykturie mit niedrigem spezifischem Gewicht ist oft das erste Anzeichen einer Niereninsuffizienz. In verzweifelten Fällen bieten Austauschtransfusionen oder dialysierende Maßnahmen —

sog. intestinale Lavage (Abb. 30), Peritonealdialyse und die „künstliche Niere" noch eine Aussicht auf Erfolg (Abb. 31).

Bei der Behandlung entsteht folgendes Problem: Darf man bei einem Patienten mit schwerer Exsiccose die Flüssigkeitszufuhr forcieren oder ist die resultierende Oligurie schon Folge einer temporären irreversiblen Unmöglichkeit der Urinproduktion? Diese Frage wird nicht immer einfach zu klären sein. Die Anamnese kann Anhaltspunkte über Menge und Natur der Verluste geben. Die klinische Untersuchung muß nach Zeichen der „Austrocknung" fahnden. Weiche Bulbi, verminderter Hautturgor, trockene Achselhöhlen und trockene Zunge geben einen Hinweis. Dabei ist zu berücksichtigen, daß viele schwerkranke Patienten durch den Mund atmen und besonders ältere Menschen ohnehin einen verminderten Hautturgor aufweisen (Hautturgor über der Stirn prüfen!).

Wichtig ist die *Kontrolle des spezifischen Gewichtes* des Urins. Ein hohes spezifisches Gewicht kann dafür sprechen, daß die Niere noch mit einem Versuch, Wasser zurückzuhalten, reagiert. Sie wird daher wahrscheinlich bei einer Substitution mit Wasser und Elektrolyten auch mit einer vermehrten Harnproduktion antworten. Die Bestimmung des Hämatokritwertes und des Serumeiweißspiegels kann einen Hinweis für den Flüssigkeitsverlust abgeben. Ferner sind die Kontrollen

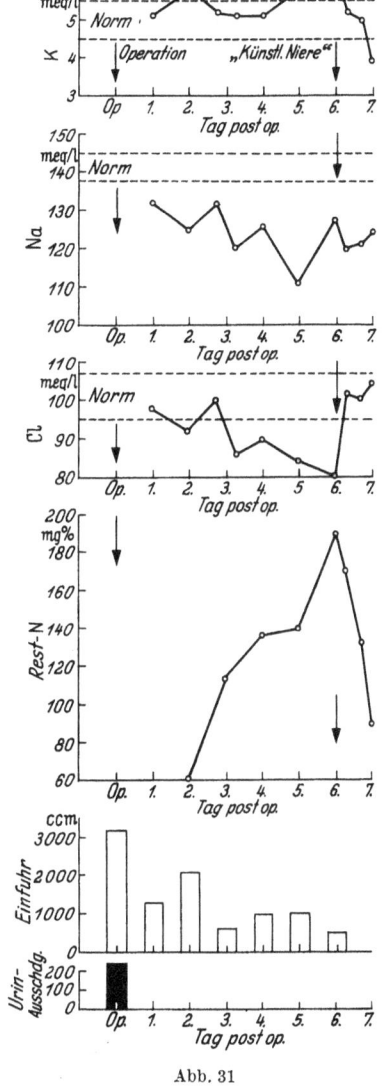

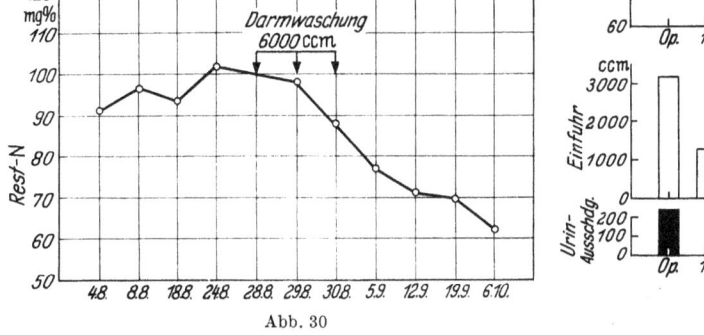

Abb. 30   Abb. 31

Abb. 30. Rest-N-Werte aus Serum vor und nach intestinaler Lavage

Abb. 31. Komplette Anurie durch intravasale Hämolyse nach Infusion unverträglichen Blutes während der Operation eines Vorhofseptum-Defektes. Am 6. postoperativen Tag Anwendung einer „künstlichen Niere"

der Serumnatrium- und Chloridkonzentrationen und des Standardbicarbonatgehaltes erforderlich. Diese Werte werden aber leicht durch die Geschwindigkeit und Art der Flüssigkeitsverluste beeinflußt. So können Patienten mit einem akuten Blutverlust ein Absinken des Hämatokritwertes vermissen lassen, da keine Zeit vorhanden war, um das Blut durch Flüssigkeitszustrom aus den extravasalen

Speichern zu verdünnen. Ähnlich verhält es sich, wenn beides, Wasser sowie Natrium und Chlor, verloren wurden. War der Wasserverlust größer als die Elektrolytverluste, sind die Serumwerte erhöht.

Liegt ein Dehydratationszustand vor, muß er korrigiert werden. Die Flüssigkeitszufuhr muß langsam und vorsichtig sein, die entsprechende Elektrolytlösung mit Bedacht ausgewählt werden. Auch bei der gesunden Niere kann der Harnfluß anfänglich noch gering sein, da erst das intra- und extracelluläre Defizit aufgefüllt wird. Eine Überkorrektur und eine zu schnelle Auffüllung führen zu einer Anhäufung von Wasser und Elektrolyten im Körper. Bei diesem Krankheitsbild kann durch erhebliche Verluste von Elektrolyten und Wasser die Nierendynamik so weit geschädigt sein, daß Parenchymschäden auf dem Boden einer Ischämie entstehen.

Die *Berechnung eines Wasserdefizites* kann mit den angeführten Einschränkungen nach ELKINTON mit Hilfe des Körpergewichtes und der Serumnatriumkonzentration berechnet werden.

$$H_2O\text{-Defizit} = W_1 - W_2$$

$0,6 = $ Konstante
$W_1 = 0,6 \times Wt$
$W_t = $ Körpergewicht in kg
$W_2 = \dfrac{Na_1 \times W_1}{Na_2}$
$Na_1 = $ normale Na-Serumkonzentration (142 meq/l)
$Na_2 = $ festgestellte Na-Konzentration meq/l.

Beispiel: Bei einer 70 kg schweren Person mit klinischen Zeichen der Dehydratation und einem Na-Spiegel von 160 meq/l

$$H_2O\text{-Def.} = 0,6 \times 70 - \frac{142 \times 42}{160}$$
$$= 42 - 37,3$$
$$= \underline{\underline{4,7\,l.}}$$

Intravasale Hämolyse. Bei der intravasalen Hämolyse, die entweder nach der Transfusion von unverträglichem Blut oder nach Infusion von Aqua dest. u. a. entstehen kann, wird die Gabe von Alkali zur Verhinderung des drohenden Nierenversagens allgemein empfohlen. Man nimmt dabei an, daß das Hämoglobinabbauprodukt — Säurehämatin — sich im basischen Urin leichter löst als im sauren. OLIVER weist jedoch darauf hin, daß das Vorhandensein der Hämatincylinder selbst nicht die Ursache der Nierenschädigung sei.

Will man den Urin durch Natriumbicarbonat oder Lactatlösungen alkalisieren, muß die Fähigkeit der Niere, einen basischen Urin zu produzieren, vorausgesetzt werden. Sind die Nieren bereits geschädigt, ist eine derartige Therapie ohne Nutzen.

Falls der Patient essen darf, ist es sehr einfach, ihm 6—8 g Natriumbicarbonat, täglich auf 2—3 Portionen verteilt, oral zu verabfolgen. Wir sind in letzter Zeit dazu übergegangen, grundsätzlich nach jeder Bluttransfusion von mehr als 4 Konserven Natriumbicarbonat oder Lactat zu geben, und kontrollieren den Erfolg während der ersten 2 Tage durch Prüfung der einzelnen Urinportionen mittels Lackmuspapier.

Natriumdefizit. Ein schwerer Natriummangel stellt oft ein schwieriges therapeutisches Problem dar, weil Infusionen großer NaCl-Mengen zur Acidose führen und häufig gleichzeitig ein Kaliumdefizit besteht, das durch massive Kochsalzgabe verstärkt werden kann.

Die Berechnung des Natriummangels aus dem Volumen der extracellulären Flüssigkeit ist hierbei nicht ganz korrekt, da durch den Na-Mangel Wasser aus dem extracellulären Raum in die Zelle verschoben wird und der Serumwert somit kein wahres Bild abgibt.

Die Bestimmung des Natriumbedarfes auf Grund der Urin-Chlor-Konzentration ist ungenau, da beim Kranken keine Korrelation zwischen Na- und Cl-Ausscheidung besteht.

Eine ,,Normalperson" kann 600 meq NaCl verlieren, ohne daß klinisch Symptome eines Salzmangels auftreten. Das Defizit bei der Pylorusstenose beträgt etwa 300—600 meq. Der Tod tritt bei Verlust von 50% des gesamten austauschbaren Na-Bestandes durch peripheren Kollaps ein (1000 meq bei 70 g Körpergewicht oder 14 meq pro kg Körpergewicht).

Bei der Behandlung des Natriummangels während einer ,,anurischen Phase" sollen nicht mehr als 30% der errechneten Menge innerhalb von 3—4 Std. infundiert werden. Anschließend wird der Patient während etwa 8 Std. beobachtet. Steigt während dieser Zeit der Serumnatriumwert an, tritt eine klinische Besserung ein, oder nimmt die Harnausscheidung zu, kann man weitere 20 oder 30% der ausgerechneten Lösung infundieren. Tritt diese Besserung jedoch nicht ein, sind alle Versuche, eine evtl. Hyponatriämie zu korrigieren, aufzugeben.

Chlordefizit. Chlorverluste entstehen fast immer zusammen mit Na-Verlusten und sind am besten auf Grund von Bilanzuntersuchungen zu berechnen. Es soll hier nur auf die Behandlung im Zusammenhang mit der Anurie eingegangen werden, da Fälle beschrieben wurden, bei denen eine hypochlorämische Alkalose die Ursache für ein Nierenversagen war.

Die Therapie besteht in Verabfolgung von Ammoniumchlorid in einer 2%igen Lösung, 200 cm³ in 2—3 Std. Das Ammonium wird in der Leber zu Harnstoff synthetisiert, so daß Chlorionen für den Ausgleich des Chlordefizites freiwerden. Ammoniumchloridlösungen müssen langsam infundiert werden, da die Umwandlung von Ammonium in Harnstoff Zeit benötigt und eine Ammoniumintoxikation entstehen kann (Symptome: Erbrechen, Kopfschmerzen, Krämpfe). Bei Leberschädigungen darf daher kein Ammoniumchlorid gegeben werden.

Acidose — Alkalose. Metabolisch bedingte Störungen des Säure-Basen-Gleichgewichtes lassen sich verhältnismäßig schnell korrigieren, wenn die Nierenfunktion intakt ist.

Eine Acidose, die z. B. durch Natriumverluste (Pankreasfistel: Na-Verlust größer als Cl-Verlust) entstanden ist, muß entsprechend mit einer Lösung, die Natrium im Überschuß enthält, behandelt werden. Die Verabfolgung von sog. physiologischer Kochsalzlösung würde den Zustand verschlimmern (mehr Cl als Na). Natriumbicarbonat- und Natriumlactatlösungen sind zu infundieren und so lange fortzusetzen, bis sich die Atmung normalisiert hat. Gewöhnlich werden nicht mehr als 1—2 l erforderlich sein (Standardbicarbonat- und p_H-Kontrolle).

Bei der *metabolischen Alkalose* ist die Gabe von Chlor im Überschuß zum Natrium angezeigt. Hierbei wäre die 0,9%ige NaCl-Lösung anzuwenden. Es ist aber zu beachten, daß bei diesen Zuständen fast immer ein Kaliumdefizit besteht.

Bei der *respiratorischen Acidose und Alkalose* gilt die Hauptsorge der Regulierung der Atmung und Sauerstoffzufuhr (künstliche Beatmung, Tracheotomie). Erst wenn dies geschehen ist, dürfen aus den gefundenen Blutwerten, besonders dem Bicarbonatgehalt, therapeutische Schlüsse im Hinblick auf ansäuernde oder alkalisierende Infusionen gezogen werden. Es soll nochmals daran erinnert werden, daß ein Anstieg des Bicarbonates eine kompensatorische Antwort bei einer respiratorischen Acidose ist und umgekehrt.

Da ein p_H-Anstieg zur Abnahme des ionisierten Calciums führt, ist es vorteilhaft, in diesen Fällen Calciumgluconat den i. v. Infusionen zuzugeben.

Kaliumintoxikation. Zu einer Hyperkaliämie kann es vorübergehend bei zu schneller oder zu hoch konzentrierter i. v. Gabe von Kaliumlösungen kommen. Sie ist durch sofortigen Abbruch der Infusion zu beseitigen. Bei einer Kaliumintoxikation im Gefolge einer Anurie wird man versuchen, es intracellulär zu binden. Der physiologische Antagonist des Kaliums ist das Calcium. Meroney schlägt deshalb die Infusion bis zu 100 cm³ einer 10%igen Calciumgluconatlösung täglich vor. Die Gesamtmenge des zugeführten Calciums sei dabei nicht ausreichend, um eine metastatische Verkalkung im geschädigten Nierenparenchym oder in anderen Geweben hervorzurufen. Bei digitalisierten Patienten müssen große Calciummengen vorsichtig verabfolgt werden, da die Digitaliswirkung durch Calcium verstärkt wird.

Zur Behebung der Hyperkaliämie können ferner Glucose und Insulin angewandt werden. Der Effekt beruht darin, daß zum Aufbau von Glykogen Kalium benötigt wird, und zwar sind pro mmol Glucose 1 mmol Kalium zur Synthese erforderlich. Hypertonische Glucose oder Invertzuckerlösungen (10—40%) dürfen jedoch nicht schneller als 0,4 g/kg/Std. intravenös verabfolgt werden, da die langsame Infusion die Glucoseverwertung fördert. Die tägliche Zufuhr von Traubenzucker soll zwischen 100 und 200 g liegen. Merrill empfiehlt, dabei pro 3 g Traubenzucker 1 Einheit kristallines Insulin zu injizieren.

Noch schneller und auffallender als die Infusion von Calciumsalzen oder von Glucose mit Insulin kann die Wirkung von Natriumlösungen sein. Schon einige Minuten nach der Infusion von 200 cm³ einer 3- oder 5%igen Kochsalzlösung können sich die elektrokardiographischen und klinischen Manifestationen der Hyperkaliämie sehr verbessert haben. Am besten benutzt man hierfür basische Natriumsalze in Form von Natriumlactat oder -bicarbonat. Während der erwünschte Erfolg schnell einsetzt, ist leider die Dauer nur kurz und es muß davor gewarnt werden, eine langanhaltende Natriuminfusionstherapie aus den früher angeführten Gründen durchzuführen (Ödeme). Bei Patienten mit einem Hochdruck und drohendem Herzversagen ist sie in keinem Fall angezeigt. In mehreren Fällen hat sich die Verwendung von Kationenaustauschern bewährt. Elkinton benutzt sie, wenn im EKG Hyperkaliämiezeichen zu erkennen sind oder der Serumwert größer als 6 meq/l ist.

Wasser- und Elektrolytbilanz bei extremen Altersgruppen
a) Im Kindesalter

In der Kinderchirurgie ist eine parenterale Wasser- und Elektrolyttherapie in vielen Fällen unnötig, da mit Ausnahme von großen abdominalen Eingriffen die kleinen Patienten schon am selben Tag wieder trinken dürfen. Sie ist jedoch unbedingt erforderlich, wenn extrarenale Flüssigkeitsverluste entstanden sind oder noch keine Nahrungsaufnahme stattgefunden hat. Bei einem präoperativen Flüssigkeitsmangel soll nach Möglichkeit mit dem Eingriff so lange gewartet werden, bis das Defizit ausgeglichen ist.

Beim kindlichen Organismus kommt es besonders schnell zu den Erscheinungen des Wassermangels. So genügt z. B. beim Säugling oft schon das Fehlen einer einzigen Tagestrinkmenge, um Störungen hervorzurufen. Die Hauptursache des vermehrten Wasserbedürfnisses ist ein relativ hoher insensibler Verlust, der durch die physiologisch kindliche Grundumsatz- und Atemfrequenzsteigerung und durch eine, im Verhältnis zum Gewicht, größere Körperoberfläche hervorgerufen wird (Tab. 10).

Ein Kind benötigt pro kg Körpergewicht etwa 3- bis 4mal soviel Flüssigkeit wie ein Erwachsener. — Dies geht auch aus einem Vergleich der täglichen Aufnahme und Abgabe in bezug auf das extracelluläre Flüssigkeitsvolumen hervor. Beim Kind ist dieses Verhältnis etwa 1:2, beim Erwachsenen 1:7 (Abb. 32). Die obligate tägliche Urinmenge ist größer, weil mehr Stoffwechselprodukte anfallen und die renale Konzentrationsfähigkeit noch nicht voll entwickelt ist. Andererseits besitzt die Niere auch noch nicht die Fähigkeit, ein übergroßes Flüssigkeits- und Salzangebot auszuschalten.

Tabelle 10. *Verhältnis von Körperoberfläche und Gewicht in Abhängigkeit vom Alter*

Alter	kg	Oberfläche m²
3 Monate	5	0,25
1 Jahr	10	0,45
3½ Jahre . . .	15	0,6
6 Jahre	20	0,8
10 Jahre	30	1,05
14 Jahre	40	1,30
Erwachsene . .	70	1,58

Es ergibt sich daraus die wichtige Forderung, bei einer parenteralen Substitution den Bedarf wirklich exakt zu berechnen. Die Gefahren der Wasser- und Salzintoxikation sind dabei größer als die der Exsiccose. GROSS weist mit Recht

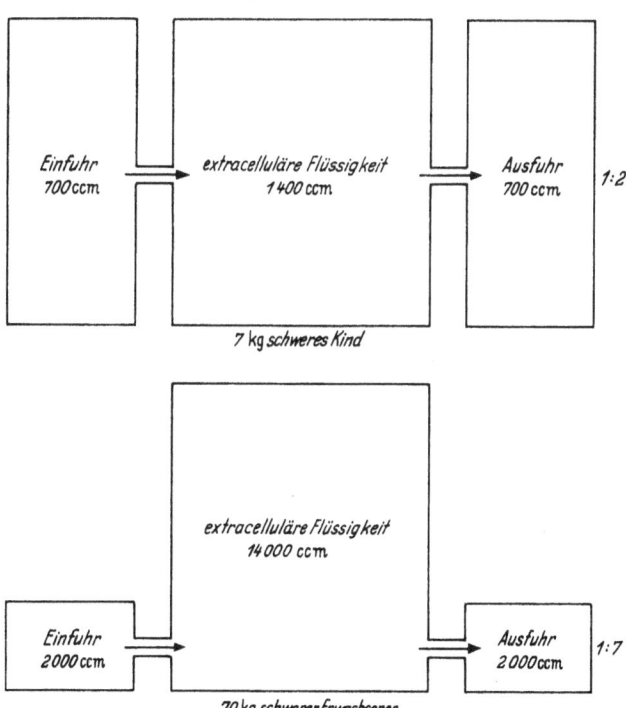

Abb. 32. Verhältnis von Flüssigkeitsein- und -ausfuhr zum Volumen des extracellulären Wassers bei einem 7 kg schweren Kind und einem 70 kg schweren Erwachsenen (GAMBLE)

darauf hin, daß viel mehr Säuglinge an einer Überwässerung als an Verdursten sterben. Da die Herz- und Kreislaufanpassung begrenzt ist, müssen Infusionen langsam verabfolgt werden und grundsätzlich erst dann, wenn die Urinproduktion ausreichend ist.

Für die Errechnung des Wasser- und Elektrolytbedarfes kann die Menge entweder auf das Körpergewicht oder auf die Körperfläche bezogen werden, die sich aus dem Du Boisschen Nomogramm bestimmen läßt (Abb. 33).

1. Deckung des normalen Bedarfes. Nach BUTLER sind dies pro Quadratmeter Körperoberfläche:

$$\begin{aligned} \text{Wasser} &\ldots 1500 \text{ cm}^3 \\ \text{Na} &\ldots\ldots 30 \text{ meq} \\ \text{Cl} &\ldots\ldots 30 \text{ meq} \end{aligned}$$

Der Kaliumbedarf soll etwa 10—20 meq pro Tag betragen. Der Kaliumersatz muß jedoch mit großer Vorsicht erfolgen und deshalb erst beim Bestehen eines Mangels oder bei Infusionen, die länger als 3 Tage lang erforderlich sind, durchgeführt werden.

Ein Säugling mit einer Körperoberfläche von 0,25 m² benötigt beispielsweise:

$$\begin{aligned} \text{Wasser} &\ldots 0{,}25 \times 1500 = 375 \text{ cm}^3 \\ \text{Na} &\ldots\ldots 0{,}25 \times 30 = 7{,}5 \text{ meq} \\ \text{Cl} &\ldots\ldots 0{,}25 \times 30 = 7{,}5 \text{ meq} \\ \text{K} &\ldots\ldots 0{,}25 \times 10 = 2{,}5 \text{ meq} \end{aligned}$$

Die 0,9%ige Kochsalzlösung enthält 154 meq Na und 154 meq Cl. Mit 50 cm³ dieser „physiologischen Lösung" wäre also der Elektrolytbedarf gedeckt. Der Rest von 325 cm³ Flüssigkeit kann in Form von 5—10%iger Glucose gegeben werden.

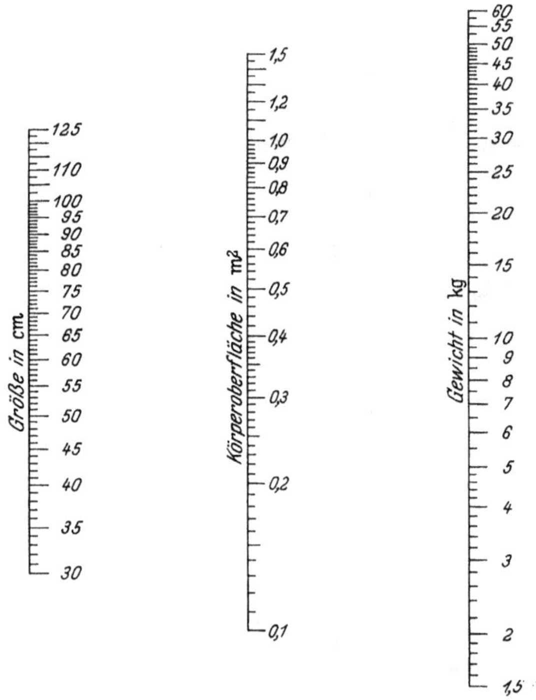

2. Ausgleich eines präoperativen Mangels. Hierbei ist zu unterscheiden, ob das Defizit durch mangelnde Aufnahme, das heißt durch eine Durstexsiccose = relativer Elektrolytüberschuß im Plasma oder durch pathologische Verluste = Exsiccose mit verhältnismäßig größerem Elektrolytmangel, entstanden ist. Im ersten Fall sind Glucoseinfusionen oder Lösungen mit einem, dem normalen Bedarf entsprechenden, Elektrolytgehalt angezeigt. Im zweiten Fall sind diese Verluste meist aus dem Magen-Darm-Trakt entstanden. Sie sind im Vergleich zum Plasma entweder reicher an Kalium (Speichel- und Magensaft bis zum Fünffachen), reicher an Chlor und natriumärmer (Magensaft), oder sie enthalten mehr Natrium, besonders Bicarbonat (Pankreas-Jejunalsaft). Die Folge eines Natrium- und Bicarbonatverlustes ist eine acidotische Stoffwechsellage, während bei größeren Kaliumverlusten eine Alkalose entstehen soll.

Abb. 33. Nomogramm zur Errechnung der Körperoberfläche aus Körpergröße und Gewicht im Kindesalter (nach CRAWFORD u. Mitarb.)

Die Errechnung der Menge und Zusammensetzung der Substitutionslösung kann, wie beim Erwachsenen, auf Grund des Gewichtsverlustes und aus der Plasma-Elektrolyt-Konzentration bestimmt werden. Bei schweren Störungen mit

Wasserverlusten von etwa 12,5% kann die Tabelle nach DODD und RAPOPORT einen Anhalt geben (Tab. 11).

3. Substitution bei postoperativen Verlusten. Sie erfolgt mit Lösungen, wie unter A angegeben, als Basis. Dazu müssen die pathologischen Ausscheidungen quantitativ und qualitativ untersucht und in gleicher Menge ersetzt werden.

Tabelle 11. *Parenteraler Wasser- und Kochsalzersatz bei schweren Exsiccosen* (nach RAPOPORT)

Alter	H_2O cm^3/kg	Na und Cl meq
1 bis 5 Tage	40	0
6 Tage bis 6 Monate	160	4—17 (0,25—1 g NaCl)
1 Jahr bis 2 Jahre	120	17—34 (1—2 g NaCl)
3 Jahre bis 4 Jahre	100	50—70 (3—4 g NaCl)
Ältere Kinder	75	75 (4—5 g NaCl)
Erwachsene	30—40	75

Grundsätzlich lassen sich folgende Regeln aufstellen:

1. Eine intravenöse Infusion soll bei Säuglingen und Kleinkindern nicht schneller als mit 5 cm^3 pro kg Körpergewicht innerhalb von 15—20 min einlaufen. Bei größeren Kindern, älter als 1—2 Jahre, sind dafür 1—2 Std. erforderlich (50 cm^3/m^2 Oberfläche). Die so errechneten Mengen können zwei-, maximal dreimal innerhalb von 24 Std. verabfolgt werden.

2. Eine Kaliumsubstitution darf erst bei ausreichender Nierenfunktion eingeleitet werden.

3. Größere Flüssigkeitsverluste müssen langsam ersetzt werden. Die Kinder sollen ständig überwacht und die Zusammensetzung der Infusionen alle 24 Std. neu festgelegt werden.

4. Nach Möglichkeit sind tägliche Elektrolytkontrollen vorzunehmen, immer aber sind Körpergewichtsbestimmung und Messung der Ein- und Ausfuhr erforderlich.

In einigen Fällen wird es notwendig sein, außer Salz, Wasser und Zucker auch Plasma und Blut zuzuführen. Die Gabe von Plasma soll 20 cm^3/kg Körpergewicht nicht übersteigen, Blut soll bei Operationsverlusten während des Eingriffs quantitativ ersetzt werden. Transfusionen sind ferner erforderlich, wenn der Erythrocytengehalt unter 4 Mill. fällt bzw. die Hb.-Konzentration weniger als 9 g-% beträgt. Normalerweise werden 5 cm^3/kg Körpergewicht, max. 10 cm^3/kg Blut transfundiert.

b) Bei Greisen

Vergleichen wir den Wasserbestand des menschlichen Organismus in den verschiedenen Lebensabschnitten, so ist festzustellen, daß er beim Fetus 98% des Körpergewichtes ausmacht und bei der Geburt noch 80%, davon 45% extracellulär, vorhanden sind. In den ersten Lebenstagen und Monaten sinkt die Wassermenge auf Kosten des extracellulären Volumens ab und erreicht dann langsam den späteren Wert von 60% Gesamtwasser, davon 20% im extracellulären Raum. Im hohen Alter tritt dann wieder das umgekehrte Verhältnis ein, und zwar nimmt hier, obwohl die Gesamtwassermenge kleiner wird, der extracelluläre Anteil relativ zu und beträgt wieder etwa 28—30%. Es liegen beim Greis also ähnliche therapeutisch wichtige Verhältnisse wie beim Kleinkind vor.

Die beiden für den Säure-Basen-Haushalt wichtigen Organe — Lunge und Niere — sind bei alten Patienten fast immer in ihrer Funktion gestört. Die Atemexkursion ist eingeschränkt (starrer Thorax — Emphysem — Asthma — Residuen früherer pulmonaler Prozesse) und damit die respiratorische Regulation von Stoffwechselentgleisungen gemindert.

Die Nieren verlieren ihre Konzentrationsfähigkeit und können im hohen Alter nur noch einen Urin mit einem spezifischen Gewicht von etwa 1020—1025 produzieren. Diese Einschränkung der Konzentrationsfähigkeit, verbunden mit einer verminderten Nierendurchblutung, bedeutet eine erhebliche Gefährdung der Stickstoffausscheidung bei mangelnder Flüssigkeitszufuhr. Beim Greis kommt es durch ungenügende Wasseraufnahme leicht zur Verminderung der Exkretion von Harnstoff und damit zur Retentionsurämie. BAUR weist darauf hin, daß die Substitution eines solchen Wassermangels aber nicht mit einer Exsiccose im Kindesalter zu vergleichen ist, bei der eine Hypersalämie besteht. Im Alter besteht oft eine Schädigung des tubulären Apparates durch Abflußbehinderung, besonders bei Prostatahypertrophie, Restzuständen nach Pyelonephritis, interstitielle Nephritis oder Gefäßveränderungen. Es kommt daher bei alten Patienten sehr leicht zur typischen Elektrolytgefährdung durch Dehydratation mit Natriummangel. Der Rest-N-Anstieg darf nicht mit dem Krankheitsbild einer „echten" Urämie verwechselt werden. BAUR hat deshalb den Begriff der „symptomatischen Azotämie" geprägt. Verhängnisvoll wäre in diesen Fällen die Zufuhr von Na- oder NaCl-freien Lösungen in der Annahme, daß es sich um einen Nierenschaden handelt.

Die *Flüssigkeitstherapie* beim operierten alten Menschen hat sich daher besonders auf eine ausreichende Wasser- und Elektrolytzufuhr zu richten. Es muß täglich die Ein- und Ausfuhrbilanz festgestellt werden. Erhöhte Schockgefahr durch Sauerstoffmangel bei reduziertem Blutvolumen, Blutdruckschwankungen und herabgesetzte O_2-Verwertung stellen besondere Anforderungen bei der Durchführung und Auswahl einer geeigneten Anaesthesie. In vielen Fällen ist die frühzeitige Verabfolgung von Bluttransfusionen erforderlich.

Aus den vorangegangenen Abschnitten darf nicht der Eindruck entstehen, als ob die beschriebenen Krankheitsbilder des „Mangels" oder „Überschusses" reine Formen des gestörten Wasser- und Elektrolythaushaltes wären. Immer handelt es sich um ineinander übergehende Stoffwechselstörungen, die ihrerseits wieder eng mit dem Mechanismus der Wasserstoffionenregulation und anderen biochemischen Vorgängen zusammenhängen. Ehe man eine Therapie einleitet, sollten alle Möglichkeiten der Laboratoriumsdiagnostik erschöpft sein und die aus Vorgeschichte und klinischem Befund gewonnenen Anzeichen verwertet werden. Ist das Problem kompliziert, die Störung weitreichend, sind mehrere Tage für die Normalisierung notwendig und Bilanzuntersuchungen besonders wichtig.

Literatur

ASTRUP, POUL: Erkennung der Störungen des Säure-Base-Stoffwechsels und ihre klinische Bedeutung. Klin. Wschr. **35**, 749—753 (1957).
BAUR, H.: Elektrolytphysiologie am Krankenbett. Mkurse ärztl. Fortbild. **11**, 540 (1956).
— Neuere Fragen der Diagnose, Antibiose und Milieuentgleisung bei chirurgischen Gallenwegserkrankungen. Langenbecks Arch. u. Dtsch. Z. Chir. **282**, 779 (1955).
BERNARD, CLAUDE: Leçons sur les propriétés physiologiques et les altérations pathelogiques des liquides des l'organisme. Paris: Baillière 1859.
BERRY, R., V. IOB and K. N. CAMPBELL: Arch. Surg. (Chicago) **57**, 470 (1948).
BLACK, D. A. K., H. E. F. DAVIES and E. W. EMERY: This disposal of radioactive potassium injected intravenously. Lancet **1955** I, 1097.
BULL, G. M.: Proc. roy. Soc. Med. **45**, 848 (1952).
BURNETT, CH. H., B. A. BURROWS and R. R. KOMMONS: J. clin. Invest. **29**, 169 (1950); **29**, 175 (1950).
BUTLER, A. M.: New Engl. J. Med. **243**, 648 (1950).
— Acta paediat. (Stockh.) **38**, 59 (1949).
—, N. B. TALBOT, C. H. BURNETT, J. B. STANBURY and E. A. MCLACHLAN: Trans. Ass. Amer. Phycns. **60**, 103 (1947).
BUTLER, J. J.: Peripheral vascular collapse after subcutaneous use of hypertonic nonelektrolyte solution. New Engl. J. Med. **249**, 988—989 (1953).
BYWATERS, E. G. L., and D. BEALL: Crush injuries with impairment of renal function. Brit. med. J. **1941** I, 427—432.
— and J. H. DIBLE: Renal lesion in traumatic anuria. J. Path. Bact. **54**, 111—120 (1942).
CANNON, P. R., L. E. FRAZIER and R. H. HUGHES: Sodium as a toxic ion in potassium defiency. Metabolism **2**, 297 (1953).
COLLER, F. A., and W. G. MADDOCK: J. Amer. med. Ass. **99**, 875 (1932).
— — Ann. Surg. **98**, 952 (1953).
— — Surg. Gynec. Obstet. **70**, 340 (1940).
CONN, J. W.: Part I. Painting blackground. Part II. Primary aldosteronism. A New Clinical Syndrome. J. Labor. clin. Med. **45**, 3 (1955).
CONVEY, E. J.: Biological performance of osmotic work. A redox pump. Science **113**, 270 (1951).
CORSA, L.: J. clin. Invest. **29**, 1280 (1950).
CRAWFORD, J. D., M. E. TERRY and G. M. ROURKE: Pediatrics **5**, 783 (1950).
DANOWSKI, T. S., A. W. WINKLER and J. R. ELKINTON: Biochemical and hemodynamic changes following subcutaneous injection of glucose solution. J. clin. Invest. **26**, 887—891 (1947).
DARROW, D. C.: The body — fluid physiology: The relation of tissue composition to problems of water and electrolyte balance. New Engl. J. Med. **233**, 91 (1945).
DAVIS, H. A.: Shock and allied forms of failure of the circulation. New York: Grune and Stratton 1949.
— and L. R. DRAGSTEDT: Surgical physiology. New York: Hoeber-Harper Book 1957.
DEANE, N., and H. W. SMITH: The distribution of sodium and potassium in man. J. clin. Invest. **31**, 197 (1952).
DIETRICH, K. F.: Der Kalium- und Calciumverlust im postoperativen Stadium und bei äußeren Gallenfisteln. Klin. Wschr. **35**, 96 (1957).
DOHRMANN, R.: Chirurg **24**, 470 (1952); **28**, 342 (1957).
— Stoffwechselvorgänge in Blutkonserven. Vortrag. VII. Kongreß der Deutschen Gesellschaft f. Bluttransfusion. Berlin 1958.
DU VIGNEAUD, V., D. T. GISH and P. G. KATSOYANNIS: J. Amer. chem. Soc. **76**, 4751 (1954).
ELKINTON, J. R., and T. S. DANOWSKI: The body fluids. Baltimore: Williams & Wilkins Co. 1955.
— and M. TAFFEL: Prolonged water deprivation in dog. J. clin. Invest. **21**, 787—794 (1942).
ENGEL, R.: Dtsch. med. Wschr. **74**, 1389 (1949).
GAMBLE, J. L.: Chemical anatomy, physiology and pathology of extracellular fluid. Cambridge (Mass.): Havard Univ. 1954.
GAUER, O. H.: Anaesthesist **6**, 390 (1957).
GAUNT, R., J. H. BIRNIE and W. J. EVERSOLE: Physiol. Rev. **29**, 281 (1949).
GROSS, R. E.: Surgery of infancy and childhood. Philadelphia and London: W. B. Saunders 1955.
HERKEN, H.: Dtsch. med. Wschr. **78**, 1, 8 (1953).
— Dtsch. med. Wschr. **82**, 2177 (1957).
—, J. NATZSCHKA u. E. SENFT: Naunyn-Schmiedebergs Arch. exp. Path. Pharmak. **234**, 185 (1958).

Johnson, H. T., J. W. Conn, V. Iob and F. A. Coller: Ann. Surg. **132**, 374 (1950).
Jeanneret, P., A. F. Esselier u. E. Völlm: Schweiz. med. Wschr. **1955**, 965.
—, H. Rosenmund u. A. F. Esselier: Wasser- und Elektrolythaushalt. Tabellen wichtiger Zahlenwerte. Helv. med. Acta **21**, 191—222 (1954).
Kühlmayer, R.: Das intrazelluläre Kaliumdefizit bei chirurgischen Patienten, eine Bilanzstudie zur Klärung der Möglichkeit und des Effektes einer Kaliumsubstitutionstherapie. Klin. Med. Wien **9**, 285—304 (1954).
Lepeschkin, E., and B. Surawitz: Circulation **8**, 801 (1953).
Leriche, R.: La maladie postopératoire Gaz. Hôp. **107**, 551 (1934).
Liddle, G. W., F. C. Bartter, L. E. Duncan jr., J. K. Barber and C. Delea: Mechanisms regulating aldosterone production in man. J. clin. Invest. **34**, 949 (1955).
Linder, F.: Langenbecks Arch. u. Dtsch. Z. Chir. (Kongreßband 1952).
Llaurado, J. G.: Lancet **1955 I**, 1295.
Lucké, B.: Lower nephron nephrosis (renal lesions of crush syndrome, of bruns, transfusions, and other conditions affecting lower segments of nephrons). Mil. Surg. **99**, 371—396 (1946).
Luetscher, J. A., jr., and B. B. Johnson: J. clin. Invest. **33**, 1441 (1954).
Meroney, W. H., and R. T. Herndon: The management of acute renal insufficiency. J. Amer. med. Ass. **155**, 877 (1954).
Merrill, J. P.: The treatment of renal failure. New York-London: Grune and Stratton 1955.
Mielert, M.: Diss. Berlin 1955.
Moll, J. S., G. B. Stickler u. G. W. Daughtery: Die Flüssigkeits- und Elektrolytbehandlung. Dtsch. med. Wschr. **80**, 1505 (1955); **80**, 1702 (1955); **80**, 1770 (1955); **80**, 1846 (1955).
Moore, F. D., and M. R. Ball: Metabolic response to surgery. Springfield Ill. 1952.
Moyer, C. A.: Fluid balance. Year book. Chicago: Publ. Inc. 1952.
Mudge, G. H.: Bull. N. Y. Acad. Med. **29**, 846 (1953).
Nichols, G., jr., and N. Nichols: The role of bone in sodium metabolism. Metabolism **5**, 438 (1956).
Oeff, K., u. R. Dohrmann: Untersuchungen über die rektale Kaliumresorption mit radioaktivem Kalium. Klin. Wschr. **36**, 129—132 (1958).
Oliver, J.: Correlations of structure and function and mechanisms of recovery in acute tubular necrosis. Amer. J. Med. **15**, 535 (1953).
Le Quesne, L. P.: Fluid balance in surgical practice Lloyd. London: Luke Ltd. 1954.
Randall, H. T., B. V. Habif, J. S. Lockwood and S. C. Werner: Potassium deficiency in surgical patients. Surgery **26**, 341 (1949).
Rapoport, S. M.: Hyperosmolarity and hyperelektrolytemia in pathologic conditions of childhood. Amer. J. Dis. Child. **74**, 682 (1947).
Rice, C. O., J. H. Strickler and V. Weckwerth: A statistical analysis of the fluid and electrolyte requirements of surgical patients. Amer. J. Surg. **94**, 727 (1957)
Scheppard, C. W., R. R. Overmann and W. C. Sandergren: Circulat. Res. **1**, 284 (1953).
Schütte, E.: Wasserstoffwechsel. Mineralstoffwechsel. Flaschenträger-Lehnartz: Stoffwechsel Bd. 1, S. 589—700. Berlin: Springer 1954.
— Vortrag. II. Elektrolyt-Symposium. Kassel 1958.
Simpson, S. A., J. F. Tait, A. Wettstein, R. Neher, J. v. Euw, O. Schindler u. T. Reichstein: Aldosteron. Isolierung und Eigenschaften: Über Bestandteile der Nebennierenrinde u. verwandte Stoffe. Helv. chim. Acta **37**, 1163 (1954).
— Die Konstitution des Aldosterons. Über Bestandteile der Nebennierenrinde und verwandte Stoffe. Helv. chim. Acta **37**, 1200 (1954).
Singer, R. B., u. A. B. Hastings: Acid-Base data for human blood: Normal standards and some physiological variations. Washington 1950.
Somervill, W.: Postgrad. med. J. **27**, 296 (1951).
Stewart, B. D., H. Swan and A. B. Kortz: The bedside clinic and laboratory in the management of acute dehydration. Ann. Surg. **20**, 93 (1954).
Strauss, M. B.: New Engl. J. Med. **239**, 693 (1948).
Talbot, N. B., A. M. Butler and E. A. McLachlan: J. clin. Invest. **22**, 583 (1943).
Thannhauser, S. J.: Lehrbuch des Stoffwechsels und der Stoffwechselkrankheiten. Beitrag 1) Niere und Säure-Basen-Gleichgewicht. 2) Elektrolyttherapie. Stuttgart: Georg Thieme 1957.
Tovey, G. H.: Technic of fluid balance. Edinburg u. London: Oliver u. Boyd 1957.
Verney, E. B.: Croonian lecture: The antidiuretic hormone and the factors which determine its release. Proc. roy. Soc. Biol. Sci. **135**, 25 (1947).
— Osmoregulation und antidiuretisches Hormon. Ärztl. Wschr. (im Druck).
Wolff, H. P., Kh. R. Koczorek, E. Buchborn u. M. Köhler: Klin. Wschr. **34**, 1105 (1956).

GPSR Compliance
The European Union's (EU) General Product Safety Regulation (GPSR) is a set of rules that requires consumer products to be safe and our obligations to ensure this.

If you have any concerns about our products, you can contact us on

ProductSafety@springernature.com

In case Publisher is established outside the EU, the EU authorized representative is:

Springer Nature Customer Service Center GmbH
Europaplatz 3
69115 Heidelberg, Germany

www.ingramcontent.com/pod-product-compliance
Lightning Source LLC
Chambersburg PA
CBHW051612100426
42873CB00019B/431